アーユルヴェーダって何？

本当に
夢がかなうんですか？

私、女性としての人生を
思いっきり
楽しみたいんです！

と、お考えのあなたへ――

インドの女性も神様も、
自由で、おおらかで、生きることを楽しんでいます。
その理由の１つは、アーユルヴェーダに根づいた生活。
自分の体質を知り、他者の性質を理解する心。
身体によいものを取り入れ、
常に体内をクリーンに保つ食の工夫。

目の前で起こる出来事を俯瞰《ふかん》してとらえる余裕。
これらに彩られた毎日には、
オージャス（生命エネルギー）に満ちた
人生を過ごすコツがたくさん隠れています。
身体の健康、メンタルの整理、美容の促進など、
現代でも役立つさまざまな知恵を授けてくれるのが
アーユルヴェーダです。

アーユルヴェーダの考えを知ると、

さまざまな人間関係が
クリアになり、
自分らしく輝く人生を
切り開けるようになります。

アーユルヴェーダを実践すると、

どんな年齢の女性でも、
その年代に見合った美しさに
あふれていきます。

だから大丈夫！

この本で、本来の輝きを取り戻し
あなたが夢みる女性としての幸せ、
思い描く充実した人生を
存分にかなえてください。

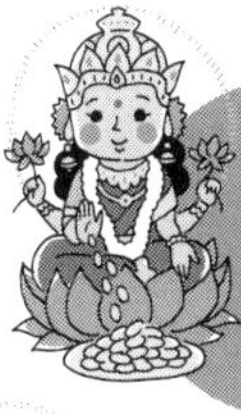

恋愛

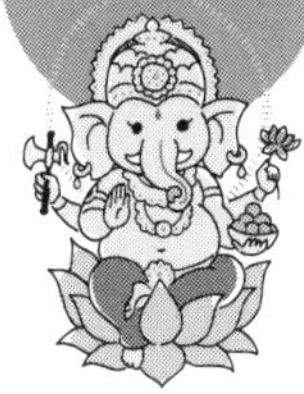

結婚

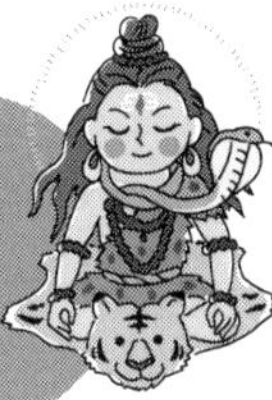

妊活

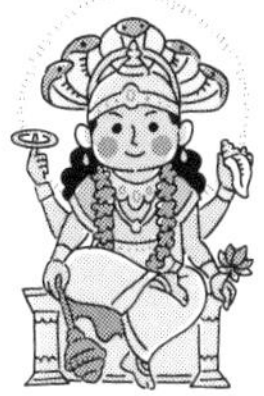

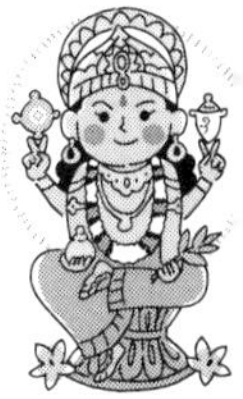

の超強力引き寄せ術！

夢をかなえる
アーユルヴェーダ

新倉亜希
アーユルヴェーダビューティーカレッジ学長
内閣府認証NPO法人 日本アーユルヴェーダ協会 理事

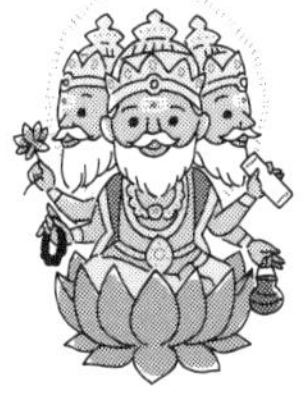

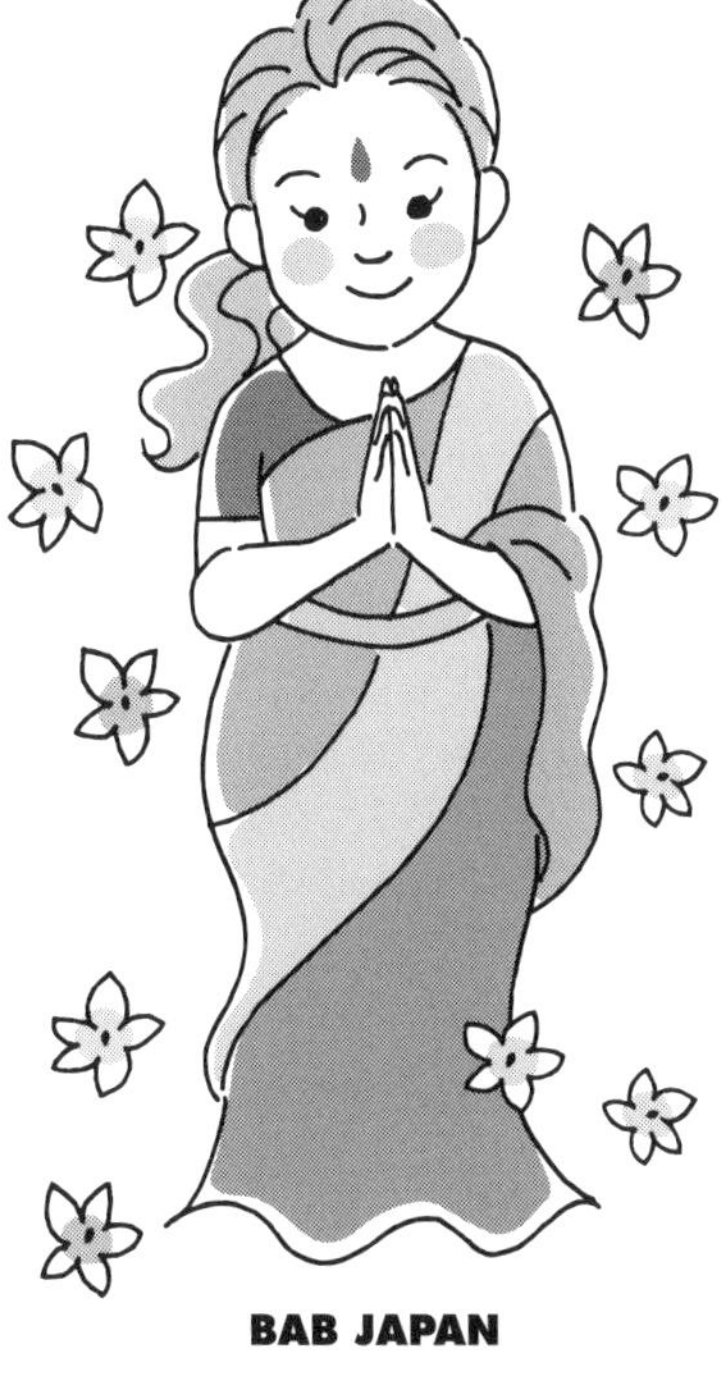

BAB JAPAN

はじめに

私がはじめてアーユルヴェーダに出会ったのは、バリ島の深い森の中でした。それまではアメリカの金融機関に勤め、バリバリと働いていたのですが、ある日突然メニエール症で倒れ、休息を取らざるをえなくなってしまったのです。そのころの私は、気づかないうちに、自分自身を見失っていたのかもしれません。

そのため自分を見つめ直し、ライフスタイルを改善させるために、バリ島へ渡ったのです。そこでアーユルヴェーダを体験し、自然療法の素晴らしさに目覚め、すべては五感、そして精神・魂・肉体のバランスから成り立っていることを知りました。「そんな生き方があったのか！」と大きな衝撃を受けたのを、今でもはっきりと覚えています。

アーユルヴェーダはインド５０００年の歴史を持ち、「長寿の知恵」と呼ばれる予防医学に位置づけられています。それらについての知識や体験をさらに深めたいと考え、すぐにインドへ渡りました。現地では、Chakrapani Ayurveda Clinic & Research Center（チャクラパニ アーユルヴェーダ クリニック&リサーチ センター）にて、アーユルヴェーダ医師について一から学び、アーユルヴェーダヘルスコンサルタントとしてのライセンスを取得しました。そして、この素晴らしいインドの知恵を日本にも広めたいと熱望し、同病院と日本唯一の提携校として、アソシエイツを締結しました。日本にいながらにして本格的なアーユルヴェーダの理論と技術が学べる「アーユルヴェーダビューティーカレッジ」を設立し、直営サロンも併設しています。

私がこの本を書こうと思ったきっかけは、カウンセリングで訪れるお客さまの多くが、「本来の自分」、つまり自分の本質から離れてしまい、それによって肉体的、精神的な不調に悩まれているからです。

現代はさまざまな情報にあふれ、女性の生き方や働き方も多種多様になってきました。それらについて喜ぶべき側面もたくさんあるのですが、その一方で理想的な自分を追い求めすぎたり、外的要因によって本来の自分との間にギャップができすぎていたりします。そうしたことの蓄積によってさまざまなゆがみが生じ、心と身体のバランスを崩されている方が本当に多いのです。

そこで、私が私の人生を歩めるように導いてくれたアーユルヴェーダを通して、今をがんばって生きている日本の女性たちにも、本来の自分、自分の本質とは何かを知っていただき、自分らしくいることでどれだけ生きやすくなり、人生が輝きはじめるかをお伝えしていきたいと考えています。

アーユルヴェーダでは、体質を大きく分けると、ヴァータ、ピッタ、カパの3タイプあるといわれています。このタイプのことをドーシャと呼びます。私たちの体質やそのときの体調などをドーシャで表すことが多々あります。まずはこのドーシャについて、ご説明しておきましょう。

古代インドでは、宇宙は5つの元素から成り立っていると考えられていました。すべての物質は、「空」「風」「火」「水」「土」のエネルギーが結合することでつくられているということになります。アーユルヴェーダでは、このエネルギーの中から「空」＋「風」の要素をもつエネルギーを「ヴァータ」、「火」＋「水」の要素をもつエネルギーを「ピッタ」、「水」＋「土」の要素をもつエネルギーを「カパ」と名づけ、すべての人の性質をこの3つのエネルギーが持つ特性からひも解いていきます。

ヴァータは「空」＋「風」の要素があるため、軽く、冷たく、動きやすく、変わりやすい性質を持ちます。ヴァータ体質の人は、こうしたエネルギーの特徴が性格や体質などに表れるため、風のようにフットワークが軽くて1つのところにジッとしていられず、冷えやすく、乾燥しやすいということになります。

ピッタは「火」＋「水」の要素を持ち、火のように鋭く、シャープで、熱しやすいという性質を持ちます。ピッタ体質の人は、情熱家で理知的。論理的、合理的に物事を考える傾向があります。自分自身の体質が火のように燃え盛っているため、暑さに弱く、胃腸系や皮膚にトラブルが出やすいなどの特徴があります。

カパは「土」＋「水」の要素からなり、土のように安定していて、なんでも吸収するという性質を持っています。母なる大地のように安定していて、穏やかな性格の人が多いといえます。ただ、いろいろなものを蓄えてしまう傾向があるため、太りやすかったり、自分から動いていったりということを、あまりしないタイプでもあります。

まずは自分がどのタイプかを知ることで自分自身をよりよく知り、彼や旦那さまなどの体質を知ることで、他者への理解をさらに深めることができます。すると、今まで繰り返してきた人間関係のトラブルがクリアになっていくことが本当に多いのです。

また、オージャス（生命エネルギー）を高め、内側から輝くような女性になるための食生活や生活習慣を実践していくことで、女性としてより幸せな人生を歩めるようになっていきます。

アーユルヴェーダは「特殊なものでしょ」「エステみたいなものでしょ」と言われることもありますが、その根底には毎日の生活で実践できる、日本でいうならおばあちゃんの知恵的な要素もたくさん含まれています。本書では、女性の人生のステージで起こるさまざまな問題と対策を、Q＆A方式でご紹介しています。1つの質問に私が解説したうえで、ドーシャ別に対応するものについては、それぞれアイコンをつけて説明しています。自分に当てはまるドーシャをご覧ください。アーユルヴェーダの思想、知識、実用方法を毎日の生活の中で気軽に取り入れられるようにお伝えしています。ぜひ、あなた自身の心と身体でその効果を感じてください。

また、インドやバリ島で信仰されているヒンドゥー教には、さまざまな神様がいらっしゃいます。そうした神様たちのユニークな一面も楽しみながら、本書で繰り広げているアーユルヴェーダの世界をご一緒できたらと思っています。

そして、この本を読み終わるころには、無理せず自分らしい人との関わり方、さらには、自分らしい人生の過ごし方も見えてくるはずです。パートナーと幸せに過ごしたい、最高の結婚相手を見つけたい、ずっと仲のいい夫婦でいたい、かわいい子どもがほしい、いつまでも美しい女性でありたい……など、すべての女性が思い描く夢や願いをかなえるための一助として、ご活用いただけましたら幸いです。

目次

夢をかなえるアーユルヴェーダ

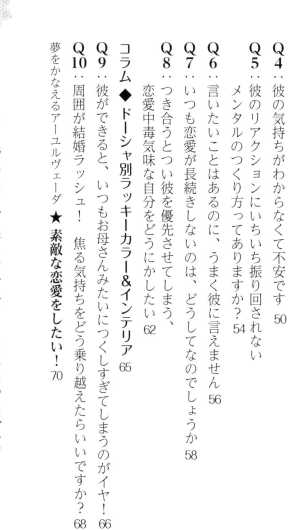

第2章　結婚編

心を許し、一生をともにしたいと思えるパートナーを引き寄せる

第3章 妊活編

愛する我が子の誕生を願い、
母となる心と身体の準備をすみやかに調える

第5章 更年期編

歳をとることへの恐れを手放し、毎日を軽やかに美しく過ごす

◆インドの神様

体質セルフチェックシート

以下の質問で、当てはまるところにチェックを入れます。判断は現在の自分ではなく、**7歳くらいまでの子どものころ**の自分がどうだったかで考えてください。チェックの数が最も多かったところがあなたの体質になります。同数の場合は両方の特徴を持っていることになりますので、本書でも両方のアドバイスを参考になさってください。

身体

体格	やせ型 □	中肉中背 □	大きい □
骨格	華奢 □	中間 □	がっしり □
指	細長い □	中間 □	短い、四角い □
日焼け	日焼けしやすい □	赤くなりやすい □	むらなく日焼けする □
肌の色	色黒 □	赤、黄、白い、そばかす □	色白 □
爪	でこぼこ、割れやすい □	柔らかい、ピンク □	強い、大きい □

傾　向

体重	変化しやすい □	暴飲暴食時のみ太りやすい □	太りやすくやせにくい □
体温	手足が冷たい □	温かい □	皮膚がひんやりしている □
気候	温暖を好む □	暑さを嫌う □	湿気を嫌う □
排泄	不規則、便秘 □	軟便ぎみ □	大きく太い、1日に1度 □
生理(現在の状態)	不規則、少量、生理痛が重い □	出血が多い、適度な痛み □	無痛、少量 □
食事	気分によって変化する □	たくさん食べる □	適度、ゆっくり □
歩調	不規則、速い □	きびきび □	ゆっくり、優雅 □
運動	活発 □	激しい □	避ける □
消化力	不安定 □	早い □	ゆっくり □
しゃべり方	おしゃべり、変則的、早口 □	はっきり、簡潔、正確 □	静か、ゆっくり □

精　神

記憶力	覚えが早く忘れやすい □	優れている □	覚えは遅いが忘れない □
習慣	習慣性を嫌う □	計画することが好き □	習慣性を好む □
決断	優柔不断、気分屋 □	素早い決断 □	決断に時間がかかる □
活動	落ち着きがない □	競争が好き □	穏やか □
思考	創造性に優れる □	企画制に優れる □	予定どおりに行いたい □
お金の使い方	衝動買いしがち □	計画的、目標達成のために使う □	貯めることが好き □
精神状態	用心深い、せっかち □	知的、勇敢 □	穏やか □
バランスを乱すパターン	浮足立ち気持ちが不安定 □	怒りっぽい □	ものぐさ、頑固 □
気質	忍耐力がない □	嫉妬深い □	執着する □

↓　↓　↓

合計	個	個	個
体質	ヴァータ	ピッタ	カパ

ヴァータ体質の特徴とアドバイス

特徴 冷え性で乾燥肌。留まっていることが苦手で、心配性、眠りが浅くなります。三半規管が弱く、ストレスがかかると、めまいや耳鳴りがしやすくなります。

身体 元来やせ型・冷え性・便秘しがち・乾燥肌・ガスが溜まりやすい・不安や考え過ぎによる不眠、頭痛、肩こり、高血圧になりやすい

性格 機敏・軽快・順応性があり、理解が早い・想像力豊か・気分が変わりやすい・不安定・心配性・緊張しやすい・ストレスを感じやすい

適した食事 甘味・酸味・塩味・温かくて油分のある食べ物

避けたい食事 渋味・辛味・苦味。生野菜などの身体を冷やし、パンなどの身体を乾かすもの（水分の少ないもの）

適した運動 軽いウォーキング・散歩・緊張を取り除くヨガ

避けたい運動 息があがるジョギングや関節を痛めるハードなジムでの運動

ピッタ体質の特徴とアドバイス

特徴 熱が強く、多汗。情熱的で、物事ははっきりと言わないと気がすみません。胃腸が弱点で、ストレスで胃痛を起こしやすく、炎症、皮膚疾患も出やすくなります。

身体 グラマー・身体が柔らかい・よく食べる・快便・皮膚疾患が出やすい・ドライアイになりやすい・目が充血しやすい・消化器疾患を起こしやすい

性格 勇気があり、リーダー気質・完全主義・知的で情熱的・イライラしやすい・批判しやすい・見栄っ張り

適した食事 甘味・苦味・渋味。冷性で油分のある食べ物

避けたい食事 辛味・酸味・塩味。さらに火を強めてしまうような、辛い食材や酢、アルコールは避ける

適した運動 熱性を取り除くためのマリンスポーツやリラックスを促すヨガ

避けたい運動 勝つことに焦点を当てたテニスやスカッシュ、サッカーなどの闘争心をあおるもの

カパ体質の特徴とアドバイス

特徴 冷え性で太りやすいので注意。停滞しやすく、動くのが苦手です。ストレスで咳が出るなど呼吸器官が弱点。ストレスが溜まると、すぐ寝てしまったり、やる気をなくしたりします。

身体 骨格が大きい・持久力がある・太りやすい・メタボリック症候群や糖尿病になりやすい・アレルギー体質の人が多い（花粉症や鼻づまり）

性格 落ち着いて安定している・慈愛に満ちて献身的・忍耐力がある・辛抱強い・頑固・固執しやすい・急に意欲がなくなる・保守的・頑固・おおざっぱ

適した食事 辛味・苦味・渋味。温かくて乾燥した、軽い食べ物

避けたい食事 甘味・酸味・塩味。揚げ物などの油っぽい食べ物、肉類、乳製品

適した運動 毎日の日課となるような、ジムでの運動やジョギング

避けたい運動 身体に動きを与えるのが必要なので、自宅で運動するより、まわりに運動している人がいる環境をつくるとよい

インドの
神様

アーユルヴェーダの神

ダンヴァンタリ

ヒンドゥー教の天地創造神話「乳海攪拌《にゅうかいかくはん》」の最後に、天界にあるミルクの海から生まれたダンヴァンタリ。その4本の腕には薬草、法螺貝《ほらがい》、円盤、アムリタ（不老不死の薬）が入った壺《つぼ》を持っています。アーユルヴェーダ医学の神様であり、ヒンドゥー教における最高神の1人、ビシュヌの化身とも。なお、アーユルヴェーダでは、医療施術の前にダンヴァンタリ神にお祈りのマントラを唱えることもあります。

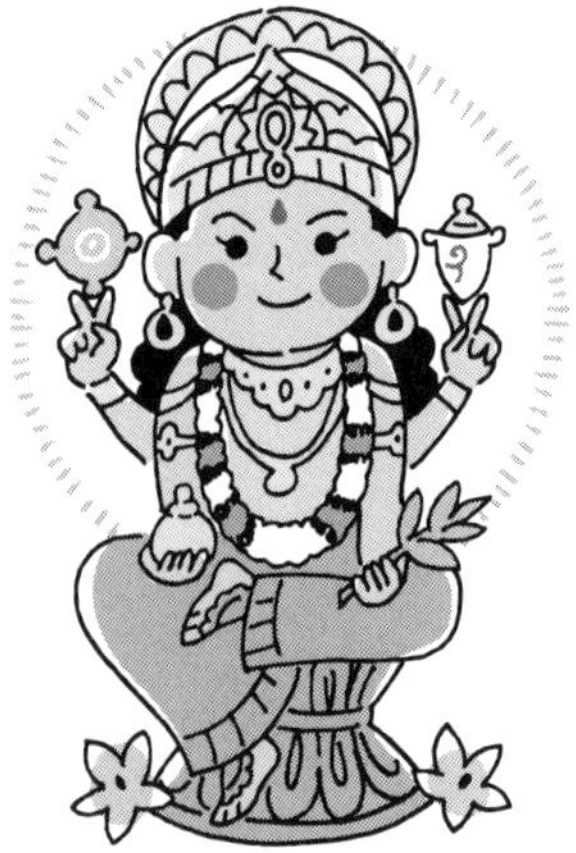

第1章

恋愛編

素敵な出会いを引き寄せ、心が歓喜し、
ときめく恋愛をする

アーユルヴェーダ的恋愛観

アーユルヴェーダは、恋愛と結婚は違うものととらえています。

結婚の場合は、将来生まれてくる子どもの体質についても意識しますが、恋愛の場合、体質が似ていると気質、好みなどが合います。したがって、似たような性質を持つ者同士は、同じような感覚を持っているので、「この人とは波長が合うな」「一緒にいると楽しい」というフィーリングを感じやすいといえます。

その一方で、その相手とずっと一緒にいることが、自分にとって本当に幸せなのかどうかを考える視点も持っていたいものです。

アーユルヴェーダではヴァータ、ピッタ、カパという3つのドーシャ（体質）に大別して、その人の特徴をみていきます。

この場合でも、ヴァータの女性はヴァータの男性に惹《ひ》かれるなど、同じ性質の人同士は惹かれ合いやすい傾向にあります。これを「同調」といいますが、「同調」と「補完」は異なります。同調して気持ちを燃え上がらせた2人が、長い人生を心地よく一緒に過ごせるとは限りません。似た者同士ということで、仲がよいときはお互いの気持ちが高揚し、相手に魅了されますが、悪くなると双方の悪い部分が増長し、関係性が悪化してしまうことが多いからです。

一方の「補完」は、相手があなたにとって心地よい空間をつくってくれて、あなた自身も相手にそう感じさせてあげられる関係性です。相手が自分にないものを持っているので、一緒にいるとお互いに感情が安定し、それぞれのやりたいことに集中できるというメリットもあります。

本章では、アーユルヴェーダのドーシャごとに、どのような相手が「同調」「補完」となるのかについて考えていきます。自分、そして相手のドーシャを知り、必要な知恵をつけていくことは、大事にされ、愛される、幸せな恋愛への近道となるはずです。

Q1

恋愛したいのに、出会いがありません。どうしたらいいの？

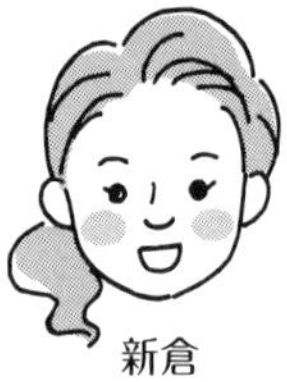

新倉

「出会いがない……」と思ってしまうのは、その人の感じ方の問題だと思います。たとえ運命の人に出会っていたとしても、当の本人が「出会っていない」と思ってしまったら、それは出会っていないことになってしまいますよね。なぜ、そのように思ってしまうのか、ドーシャ（体質）別に紹介しましょう。

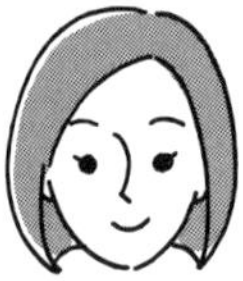

ヴァータ

人との交流がとても多いので、1人の人に決めかねてしまいます。また、せっかちなところがあり、相手が自分に合った人なのかどうかを見誤る傾向があります。気持ちが不安定なため心変わりしやすく、せっかくの出会いを活かす前で手放してしまうこともあります。

もともと自分で何でもできるので、つき合うなら自分より上のレベルの人を求めてしまうところがあります。自分もかなりの才女であるのに「それを上回るくらいのデキル男性と出会いたい」と。完璧主義がいきすぎてしまい、相手への期待値が高く、出会いはあるのに、「出会っていない」と思っているパターンが多いのです。

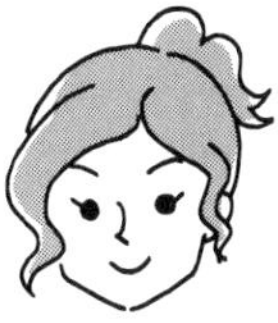
ピッタ

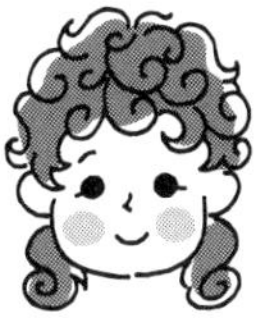
カパ

基本的にあまり社交的ではなく、なかなか外に出たがりません。手持ちの数人の中で人生を回そうとする傾向があり、数少ない友人や家族関係の中だけで満足しがち。気持ちを固めるまでに時間をかけすぎて、チャンスを逃していることもあります。

Q2 自分と相性のいい人を知る方法はありますか？

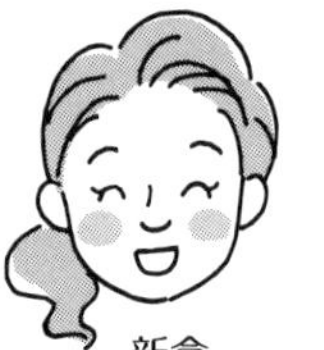

新倉

アーユルヴェーダの観点から幸せのカタチを考えると、結婚と恋愛は別物になります。同じ性質の人同士は惹かれやすいんです。ヴァータはヴァータ男子が好きだし、ピッタはピッタ男子に惹かれるし、カパはカパ男子に好意を抱くことが多いのですが、「同調」と「補完」は違います。

同調して惹かれ合い、燃え上がるけれど、結婚して長い人生を一緒に過ごすと考えたとき、燃え上がった相手が、あなたの人生に成功をもたらしてくれるとは限りません。

それよりも、あなたに快適な空間をつくってくれて、あなた自身も相手に居心地のよさを感じさせてあげられるような、お互いに補完し合える人を探すほうが、あなたにとって幸せな恋愛・結婚への近道となります。

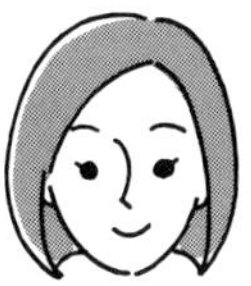

ヴァータ

1つのところに留まるより、出かけることが大好き。お互いに、「行こうか！」「うん、行こう！」と、身軽に一緒に行動に移せるタイプが好みです。そのため、現状を楽しむために求めるのは、やはりフットワークの軽い人。でも、それだと結婚して家庭を築くとなった場合、2人ともあっちこっち自由に出かけてしまい、なかなか家庭という基盤を築くことができません。

自由なヴァータには、カパ男子のようにどっしりと構えた安定感のある男性が向いています。そういう人と一緒にいたほうが、ヴァータの不安や不安定さは落ち着くはずです。

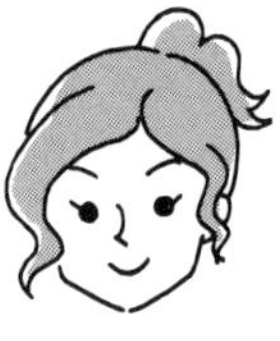
ピッタ

頭脳明晰で何でも効率よくこなし、合理的に物事を取りまとめたり、何かにいつもチャレンジしたりしている人が好き。恋愛している間は、「やっぱり彼って素敵！」「彼から私も学ぼう！」と思いますが、長い結婚生活になると、いつまでも上昇志向を保たなければならない自分に疲れてきてしまうこともあるでしょう。

ピッタは基本的に向上心旺盛ですが、女性の場合は妊娠・出産や更年期など体調の変化があるため、気持ちだけでは突き進めない場合もあります。そういうときに、思うように動けないあなたを否定するのではなく、穏やかにあなたを受け止めてくれたり、静かに見守ってくれたりするカパ男子が向いています。

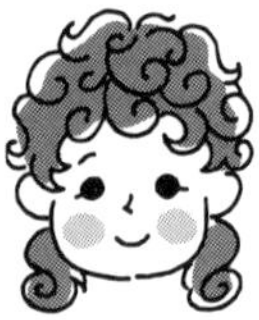
カパ

新しいことにトライしたり、人生を開拓したりすることには消極的。男性とおつき合いしても、家にこもってしまいがちです。カパの女性は心地よさはあるものの、毎日に面白みがなく、漫然と過ぎていくという関係性になりがちです。

それよりもカパはフットワークの軽いヴァータ男子に外に引っ張り出してもらったりすることで刺激を受け、気分がリフレッシュするというメリットがあります。

また、自分なりの信念をしっかり持っているピッタ男子に叱咤《しった》激励《げきれい》され、ようやく自分の人生にチャレンジできるようになるのが、カパの特徴といえるでしょう。

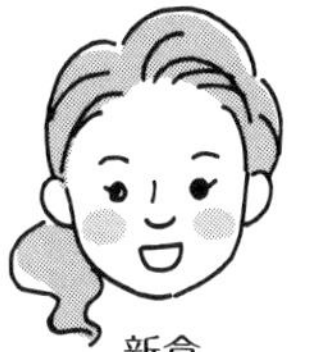
新倉

これまでの話を聞くと、カパ男子の人気が高まりそうですが、やはり人は自分と同じ性質の人に惹かれがちです。カパは自分から積極的に動かない人なので、恋愛面で見ると「いい人なんだけどね……」で終わってしまう可能性が高いのです。

若いころは、面白みがないと思われがちなカパですが、年を重ねて人生の荒波を感じるようになってはじめてそのよさがわかるといえます。

女性も40代前後になると、仕事もプライベートもいろいろと忙しくなり、疲れも溜まってくるお年ごろ。そういう年代に差しかかると、刺激的な人よりは自分を癒してくれるような、落ち着きのある男性のほうがいいと思いはじめるかもしれません。長い目で考えると、やはり結婚相手に求めることでおすすめしたいのは、「同調」より「補完」でしょう。

アーユルヴェーダ的にいうと、結婚を意識して恋愛するなら「補完し合う関係がいい」ということになります。

colomn

ドーシャ別にみる相性

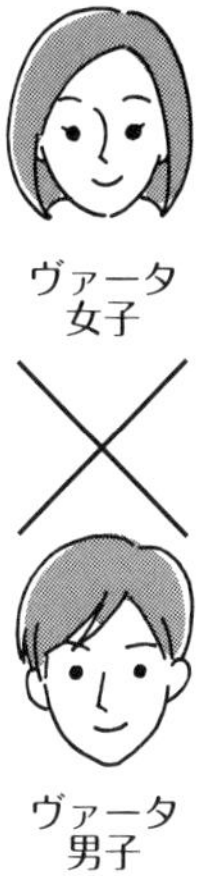

楽しく恋愛できる相性ですが、結婚となった場合、家庭という日常生活になじみにくくなってしまいます。基本的に、いつまでも自分の好きなことを自由にやっていたい2人なので、家族としてどのような関係性を築いていきたいかを共有しましょう。

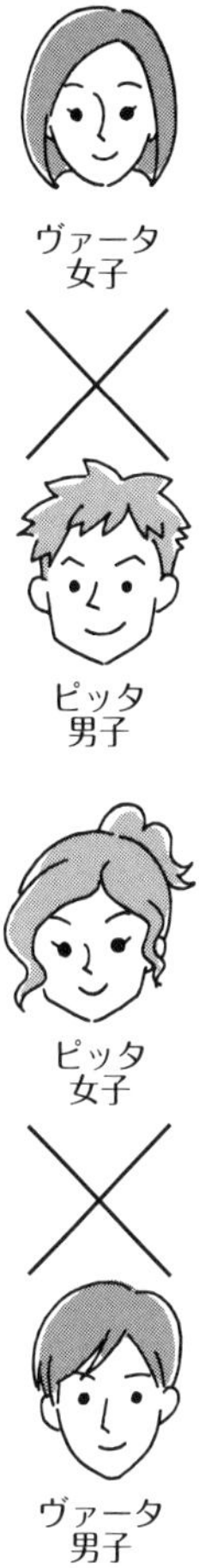

ピッタは思ったままにはっきりと気持ちを表現するので、ヴァータは傷ついて不安な気持ちを持ちやすくなります。また、物事を1つに決めかねることが多いヴァータを見て、白黒はっきりさせたいピッタはイライラすることが多いかもしれません。お

互いの性質を理解しながら歩み寄る姿勢が大切です。ただ、ヴァータにとってピッタは背中を押してくれる存在になります。

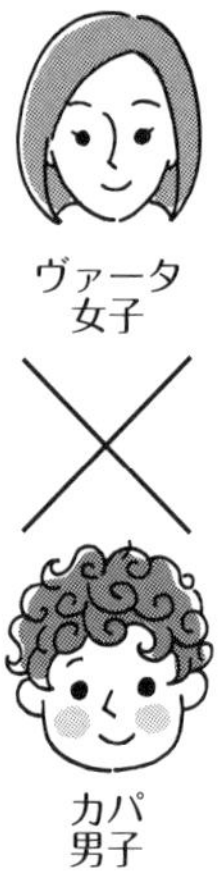

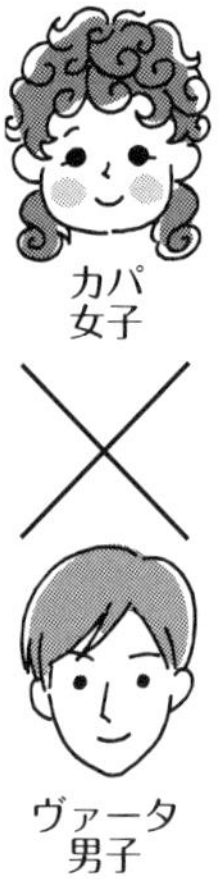
カパ女子
ヴァータ男子

いろいろと気遣いすぎて、気持ちが不安定になりやすいヴァータ。そんなヴァータを「大丈夫だよ」「気にしすぎだよ」とカパがおおらかに包み込み、安心感を与えてくれます。一緒にいることで、お互いの魅力が増す関係性です。

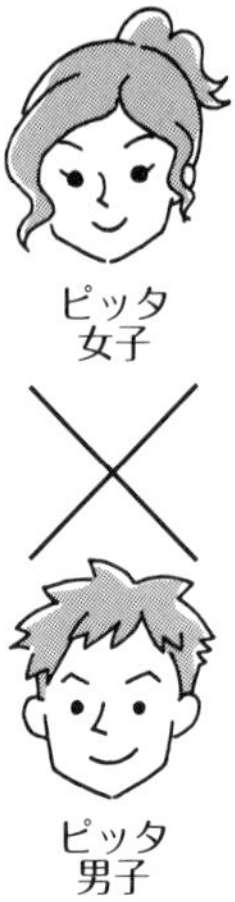
ピッタ女子
ピッタ男子

ピッタとピッタ男子の場合は、お互いに頭脳明晰で相手に求める理想が高めです。そして、その理想に相手が当てはまらなくなった場合、その現実を受け止めきれなくなる傾向が。お互いに相手を理解しようと、歩み寄る気持ちを大切にしましょう。

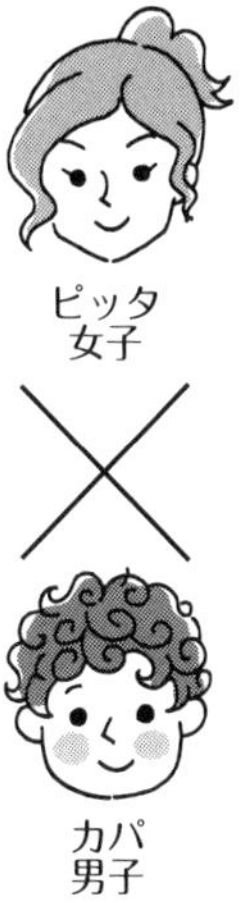

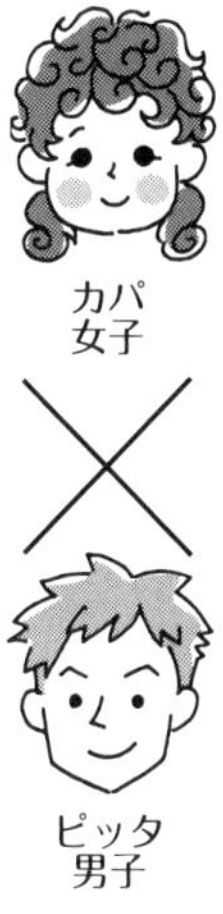

頭の回転が速く、エネルギッシュなピッタですが、燃える火のごとく怒りのパワーも強くあります。そんなピッタの炎をカパは「そういうこともあるんだね」と穏やかに鎮めてくれます。お互いにないものを持つ者同士だからこその好相性といえます。

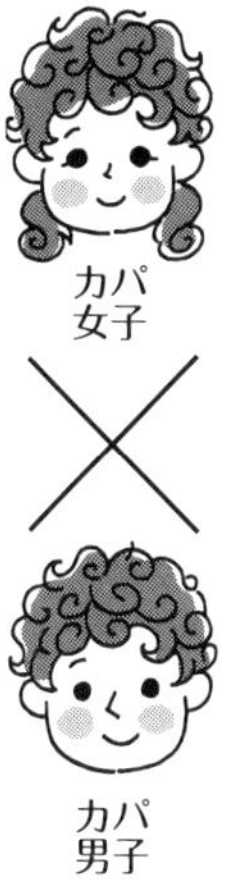

もともとカパは新しいことにトライしたり、人生を開拓したりすることが苦手。そのため、カパとカパ男子がつき合うと、家にこもりがちに。心地よさはあるものの、人生の中での新しいチャレンジに欠けることもあります。外の世界に出ていくことで、新しい風を入れながら、お互いの関係性を活性化していきましょう。

Q3 男性に好かれる、もっと魅力的な女性になるための気持ちの持ち方や美容法を教えてください

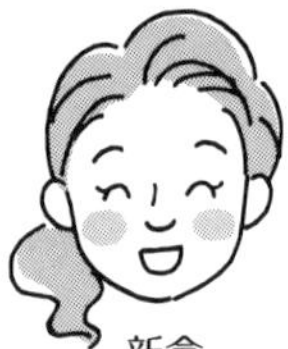
新倉

いつまでも男性から追われるような魅力的な女性であり続けるには、それぞれのドーシャによって対策が変わってきます。メンタル面で意識したいことや、美容法について説明しましょう。

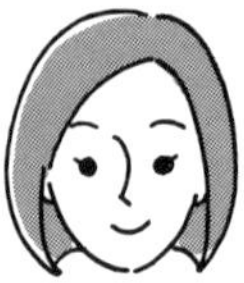
ヴァータ

まわりの空気を読み、好奇心も旺盛で、常に新しいことにチャレンジするので、はたから見るととてもチャーミングな女性。でも、いつも気持ちが不安定なため、物事を途中で投げだしてしまいがち。それが自信のなさや不安感につながるので、「一度やると決めたこと

は途中で投げ出さない」というのが課題です。

まず、自分は飽きっぽい性質だと気づくこと。そうすれば「あ、また、あの傾向が出てきた」と、我慢できますよね。そうやって1つのことを続けながら、心の迷いを解消していくことが大切です。

また、相手の気持ちを深読みしすぎるため、人間関係で疲れやすいんです。たとえば、彼から電話がなかった夜、ただ疲れて寝てしまっただけなのに「なんで電話してくれないの？」「ほかの女性と一緒なの？」と1人で疑心暗鬼になりがち。心配ごとの8割は起きないと肝に銘じて、ゆったり構える練習もしていきましょう。

◎美容法

ヴァータは風なので乾燥しがちでしわができやすく、3つのドーシャのうち、一番アンチエイジングを心がけたいタイプ。オイルケアなどがおすすめです。また、ヴァータは何かあると不安に陥り、呼吸が浅くなりがちです。日ごろから深呼吸を意識し、左の鼻から吸って吐くを繰り返す「月呼吸」で自律神経を整えることも大切。精神状態が不安定になると悪夢を見る人も多いのですが、そんなときはリラックス効果のあるハーブ、ホーリーバジルが入ったハーブティーやナツメグを加えたホットミルクなどを飲むと落ち着きます。

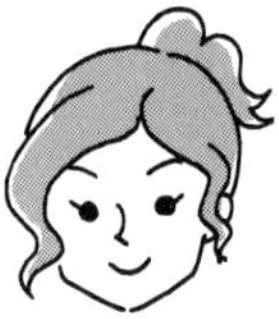

ピッタ

もともと燃え盛る火のため鋭いところがあり、責任感が強く、リーダーシップに適している性格です。火が強くなりすぎるとイライラしがちなので意識的なアンガーマネージメントが必要です。また、向上心が強く、心の奥に「私は正しい」という意識があるのですが、周囲と同調することも意識したいところです。頭脳明晰《めいせき》で細かいところまで目が行き届くため、はっきり言いすぎてしまうのがたまにキズですが、相手の立場もしっかり把握しているので、そのことを人一倍後悔するところも持ち合わせています（ただ、なかなか自分からは謝れないのですが）。

　イライラしたときは、ひと呼吸おいて、自分の期待値が高すぎるのではないかと気づくことが大事です。その一方、面倒見のいい姉御肌でもあるので、「あなたについ

ヴァータにおすすめの美容法

オイルケア

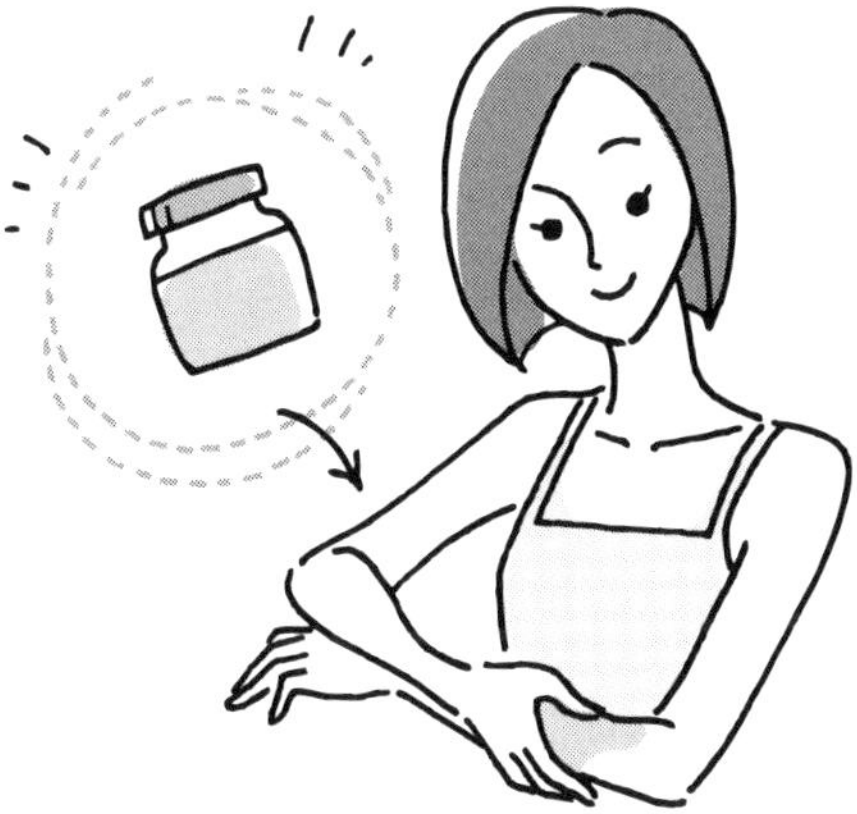

オイルでていねいにマッサージして保湿

月呼吸

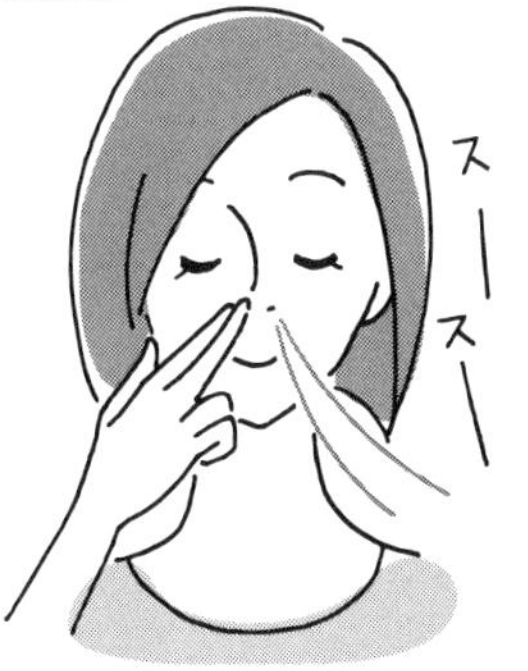

左の鼻でゆっくりと深呼吸

ていきます！」というフォロワーは多いはず。ピッタ自身が上に立つ環境で、上下関係がしっかりあるとうまくいくタイプといえます。

◎美容法

燃える火のごとく代謝のいいピッタは、シミやほくろができやすい体質です。美肌を保つには、ターメリックパックが役立ちます。また、イライラしてしまったときは、クールダウン効果のある月光浴がおすすめ。冷却効果のある月のエネルギーが、ピッタの額で燃え盛る炎を鎮めてくれます。ほかにも、マインドフルネス、ヨガ、瞑想なども、高まった炎を鎮めるのに適しています。

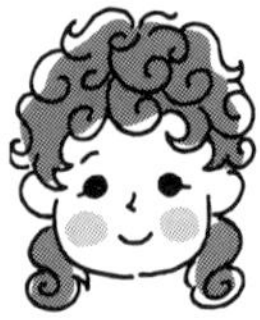

カパ

いつも穏やかで安定した気分のカパですが、いったん停止すると何もしたくなくなります。モチベーションを上げて、新しいことを取り入れていくことが大事です。身も心も重くなりすぎない、停滞しすぎないことを意識して。また、実はかなり頑固なところがあり、

ピッタにおすすめの美容法

ターメリックパック

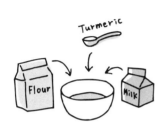

小麦粉：ターメリック2：1
牛乳適量　よく混ぜる

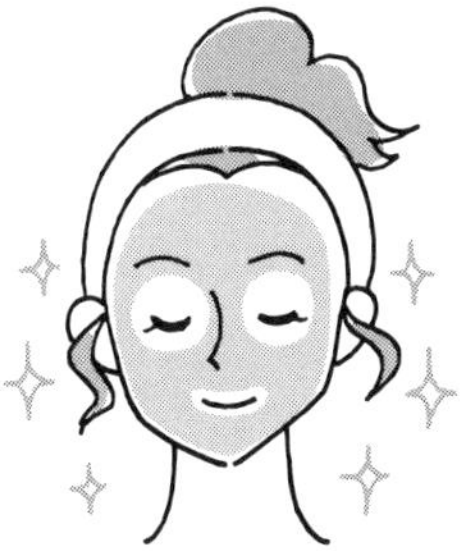

顔または顔に塗って
乾くまで5分おき、洗い流す

※牛乳で洗い流すと黄色みが落ちやすい

月光浴

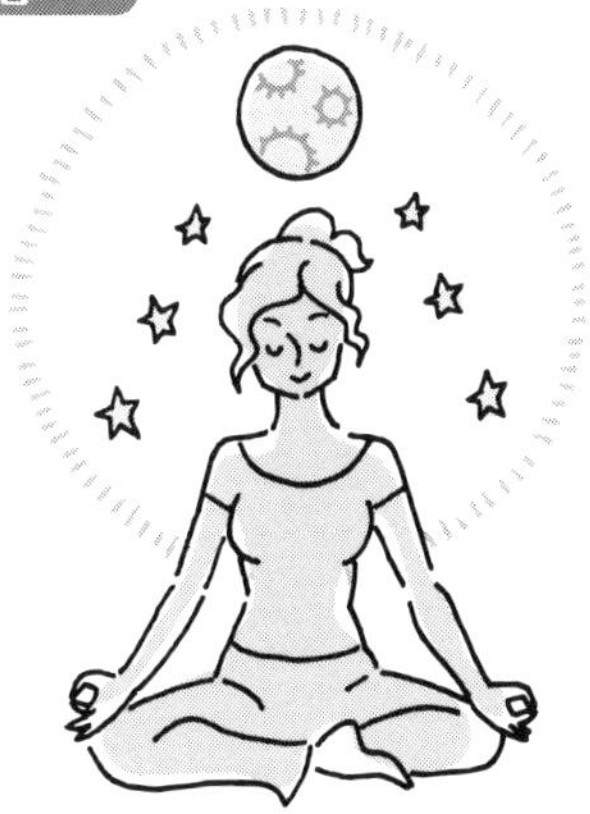

月のエネルギーが
気持ちを落ち着かせてくれる

普段は「何でもいいよ～」という雰囲気ですが、ひとたび核心に触れるところに踏み込まれると、絶対に譲らない一面も。意固地になって自分の考えに執着しないようにしましょう。

現状維持が好きなカパだからこそ、意識して外に出たり、何かに挑戦したりすることが大切です。男性から見ても、いろいろな引き出しを持っている女性って、魅力的に見えるものですよね。カパの穏やかさや癒しは大きな魅力。それに加えて人生を積極的に楽しむという姿勢が身につくと、さらに輝きが増していきます。

◎美容法

消化力が弱く、気が滞りやすいため太りやすい体質です。アーマという未消化物が溜まりやすいので、ガルシャナ（乾布摩擦）をするとよいでしょう。血行を促し、身体に熱を持たせる効果もあるので、冷えやすいヴァータにもおすすめです。

カパにおすすめの美容法

ガルシャナ

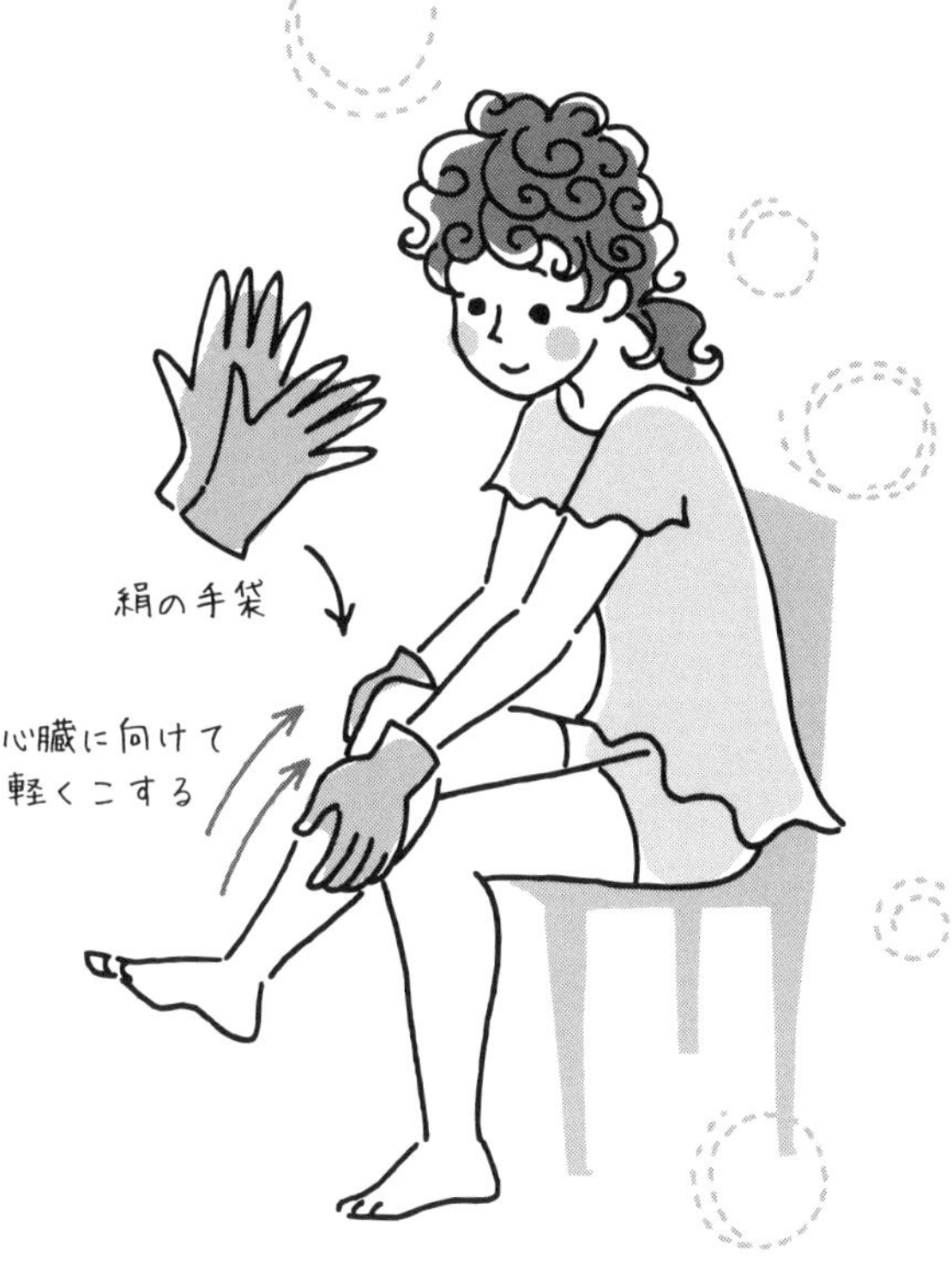

デトックス、むくみに効果的　足だけでもよい
オイルマッサージの前に行うと効果抜群！
不調を感じている場合は、毎日行うとよいが、
皮膚疾患が出ているときは避けること

Q4

彼の気持ちがわからなくて不安です

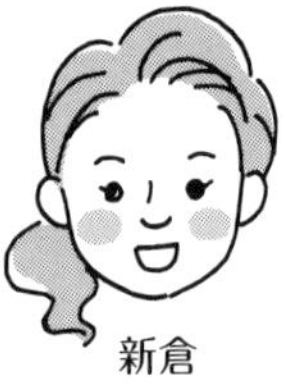

新倉

相手の気持ちが見えないと、たとえば「メールは早く返信して！」「こまめに連絡して！」など、ついついキツい言葉で自分の不安をぶつけてしまいがちです。でも、そんなことをされては、ますます相手は遠ざかってしまいます。彼の気持ちが見えなくて不安なときは、本来の彼の姿を理解することからはじめてみませんか。ここでは彼のドーシャ別に、何を考えているのか、どんなことをされると喜ぶのか、心地よく感じるのかについて紹介します。

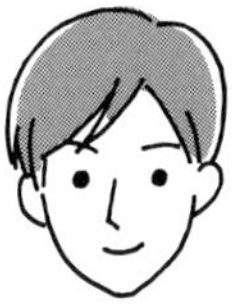
ヴァータ男子

基本的にまめに連絡を入れるタイプですが、すぐに連絡がないときは、そのことに興味がないか、ほかのことに夢中で後回しになっているか、忘れているかのいずれかです。あまりしつこくすると距離を置かれてしまうので注意しましょう

また、楽しいことが好きな人で、フットワーク軽く一緒に楽しんであげると喜びます。せっかちなところもあるので、返事はなるべく早めに。多趣味な人でもあるので、あまり束縛しないことも大切です。おしゃべりな人が多いので、面倒がらずに話をよく聞いてあげてください。聴覚が鋭いので、心地よい音楽が流れていると心が整いやすくなります。部屋に植物を置くのもよいでしょう。丸いもの、木製品などがあると落ち着きを取り戻します。

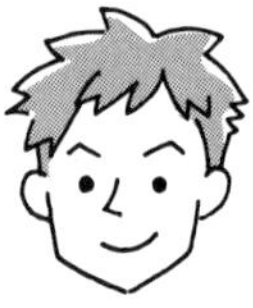

ピッタ男子

基本的に、物事をよく考えてから選ぶタイプなので、メールなどすぐに返信するほうが珍しいといえます。何かほしいものがあったら、いろいろと比較検討したうえで、どれがベストかを選ぶというようにものすごく合理的なタイプ。返信に関しても、ポイントを得た内容をゆっくり考えてから送りたいと思っているのです。

そんなピッタ男子は、プライベートに踏み込まれることを嫌がるので、1人にしてあげる時間がとても大事。「今、何してるの?」「ねえ、何考えているの?」と詮索しすぎないこと。一方、ほめられることが大好きで「すご〜い!」「さすが!」という言葉に弱いところがあります。ピッタ男子ががんばってくれたときは、最大限のほめ言葉でねぎらってあげましょう。

また、「〇〇はこうあるべき」という固定概念が決まっていて、その枠から外れたものは受け入れるまでに時間がかかります。なるべく彼の意見を尊重してあげると機嫌よくいてくれます。家の中が整然と片付いていたり、いい香りがすることを好むため、部屋をきれいにして彼が好きな香りをルームフレグランスとして取り入れるとよいでしょう。

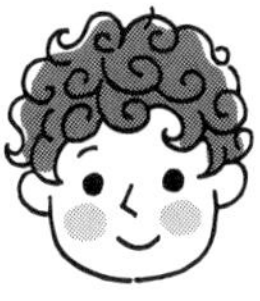

カパ男子

メールなどの返信がない場合は、何も考えていないためにリアクションできないでいるか、面倒な内容だなと思って放置しているかのどちらかです。基本的にカパは、面倒なことをスルーする傾向があります。ただ、スルーしていることに、本人が気づかないことも。

新しいことをはじめるのが苦手なので、何かやるときは事前に説明したり、「前はこうやったよ」など、前もってお知らせしたりしておくと、スムーズに動くことができます。美味しいものをつくったり、食べに行ったりすることも大好きなので、一緒に味覚を楽しむ時間を取ることも大切です。

ただ、停滞しやすいタイプのため、視覚から刺激が入るよう、インテリアに柄物を取り入れたり、絵を飾っておいたりするとよいでしょう。基本的にかまってほしいタイプ。「いつもあなたを気にかけているよ」という言動をとったり、何かと世話を焼いてあげたりすると機嫌よくいてくれます。

Q5

彼のリアクションにいちいち振り回されないメンタルのつくり方ってありますか?

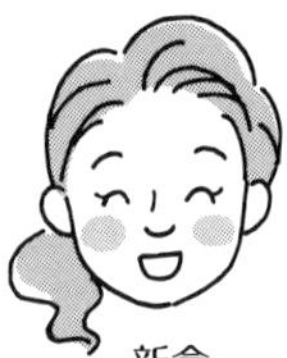

新倉

相手の気持ちが見えないとき、自分のドーシャを理解していると、「私はこうだから、こうなりやすいのね。じゃあ、そうならないように気をつけよう」という対応策が取れるようになります。

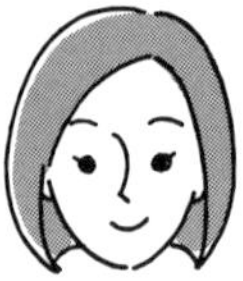

ヴァータ

不安のあまり状況を悪く考えがちなヴァータですが、頭の中で思っている8割の心配は起こらないといわれています。8割の心配を排除し、最悪のことを想定しすぎないこと。また、心配のあまり「ねえ、何考えてるの?」など、たびたび人の頭の中に入り込みがちです。

そういう傾向が出そうになったら、ひと呼吸置くようにしましょう。

「私だったらこうするのに」という軸が決まっているため、相手がそれと違う反応をすると「なぜ!?」と思って受けつけられなくなります。「そんなはずないでしょ!」という気持ちを抑えて、相手を理解する練習をしてみましょう。そうすれば、2人の距離は自然と縮まっていくはずです。

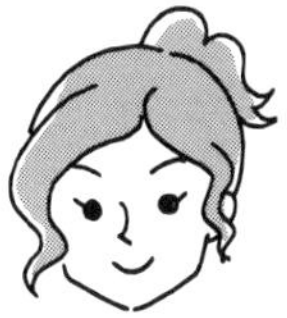
ピッタ

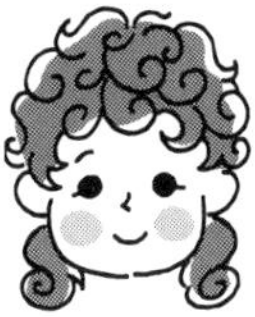
カパ

基本的に、まわりの空気をあまり読まないので、相手の態度から何かを深読みするようなところはありません。どんなことも「まあ、なるようになるかな」というおおらかさはカパの魅力でもありますが、あまりにも無関心な態度を取っていると、相手が不安になってしまいます。時には彼のことを思っているという言動を意識的にとってあげることも必要です。

Q6 言いたいことはあるのに、うまく彼に言えません

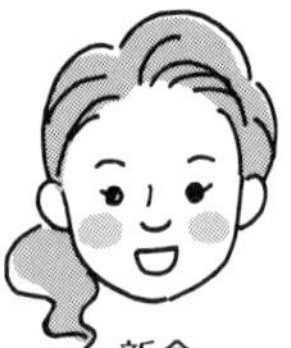

新倉

これはほぼヴァータのお悩みといえるでしょう。カパも、多少感じることがあるかもしれませんね。ただ、ヴァータとカパでは、言いたいことを言わないのには、それぞれ違う理由があるのです。ピッタは物事をはっきりと口にすることができるタイプなので、ここではヴァータとカパの場合を説明しましょう。

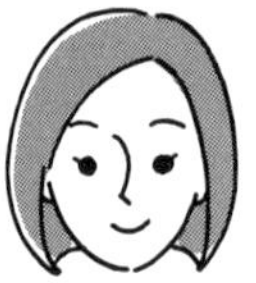

ヴァータ

自分が何か言うことで、相手が気分を悪くしたらどうしようなどと心配して、言いたいことが言えなくなるタイプ。彼に言いたいことを伝えるには、まずは紙に思いを書き出して、整理することが大

切です。もともとヴァータは自分の心が混沌《こんとん》としやすいので、手紙やメールを書いているうちに「やっぱり、これは言わなくていいや」「これはちゃんと伝えたい」との区別がついていきます。感情的になって気持ちを彼にぶつけて後悔するより、まずは書き出してみて、自分の気持ちを整理してみましょう。

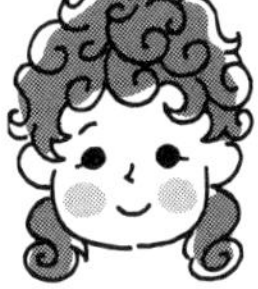

もともと自己表現が苦手で、言いたいことがあっても言葉として出てきません。言おうとして考える時点で「面倒だからいいや」となりがち。ただ、うまく説明できないだけで思いはあるため、「本当はこう思っているんじゃない?」と聞くと「うん」という場合が多くあります。カパは基本的にゆっくりペースなので、今思っていることを「言ってみて」と言われても、なかなか言うことができません。気持ちを伝えるには時間が必要なので、それを相手に理解してもらうことも大切です。

Q7

いつも恋愛が長続きしないのは、どうしてなのでしょうか

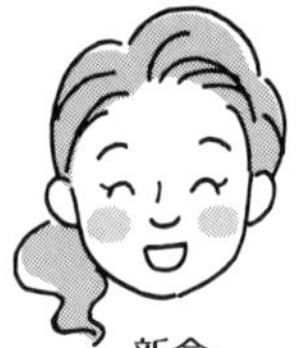

新倉

恋愛が長続きしない理由も、それぞれのドーシャによって異なります。自分にはどのような傾向があるのか、どんな言動が恋の終わりを早めてしまうのかを知り、相手との向き合い方を見直すことで、長続きさせるコツがみえてきます。

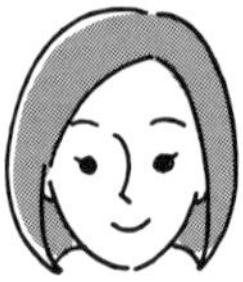

ヴァータ

ヴァータの場合は自分が飽きてしまって長続きしないという傾向があります。1人の人と一緒にいることに飽きてしまい、すぐ別の人というように目移りしがちなところがあります。そこを改めて、1人の人とじっくり深くつき合うことで、今まで得られなかった信

頼や安心感を得ることができます。

また、メンタル的に不安定なところがあるので、相手を疲れさせてしまうことも多いようです。詮索しすぎ、干渉しすぎる傾向があるため、引かれてしまうことも。男性には多かれ少なかれ、「ワイルドで自由な俺でありたい」という思いがあるので、いちいち「何やってるの?」「何時に帰ってくるの?」とがんじがらめにすると、嫌気がさしてしまうので注意。相手のことばかり考えず、自分の時間を充実させることにも意識を向けましょう。

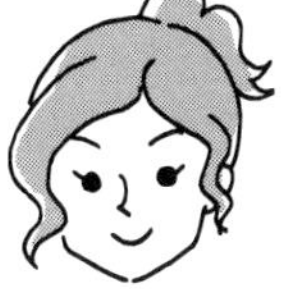

ピッタ

向上心が高いため、現状になかなか満足できないところがあります。もっと上へ上へという上昇志向があだとなり、相手が自分より優れていないと感じると、別れが頭をよぎるタイプ。その結果、1人の人と長くおつき合いすることができなくなってしまうのです。

ピッタは頭がキレて合理的に物事を考えられる一方、人をお世話する能力も高いので、相手の気持ちを思いやることで、恋愛を長続きさせることができます。

ただ、頭脳明晰で、物事を白黒ハッキリさせ、ズバリと確信をついた物言いをしてしまうため、ときとして男性のプライドを傷つけてしまうことも。男性にはもともと、狩猟本能や何かを守ってあげたいという部分があります。自分の頭のよさをうまく活用し、そこを満たしてあげられるようになると、これまで以上に男性とよい関係を築くことができるはず。カッコよさや姉御肌もピッタの魅力の1つですが、可愛らしさも取り入れるようにしてみてください。

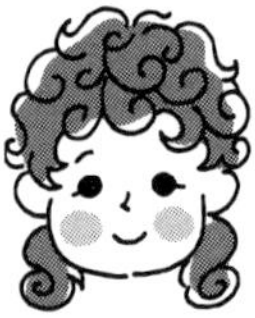
カパ

何か問題が発生すると「面倒くさいから……じゃあいいや」と恋愛を終わりにさせてしまう傾向があります。問題解決が必要な場面に出くわすと、すぐにいなくなってしまいがち。でも、面倒と思う事柄を乗り越えた後に、どんなことが待っているのか考えてみてください。お互いの絆がさらに深まる未来を思いながら、面倒でも目の前の課題に取り組む姿勢が必要です。

一方で、自分からあまり動こうとせず、基本的にすべて相手にお任せというところがあります。男性側からすると、安心感のあるタイプではありますが、「もっとチャレンジすれば？」「もっと自分で動こうよ？」と思われている可能性も高いのです。自分から外に出ることを面倒がらずに世界を広げること。持ち前の穏やかさ、おおらかさに、人生に対する前向きな姿勢が加わることで、今よりもさらに魅力的な女性に変わることができます。

Q8

つき合うとつい彼を優先させてしまう、恋愛中毒気味な自分をどうにかしたい

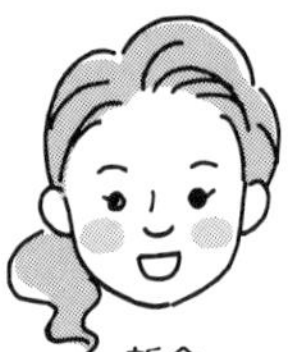

新倉

恋愛中、相手に夢中になるのは自然なことですが、あまりに度がすぎると関係性のバランスが崩れてしまいます。彼との関係を心地よいものにするために、次のことを意識してみてください。

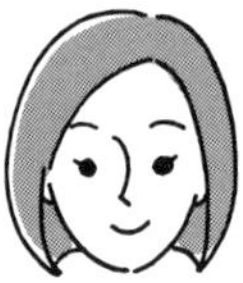

ヴァータ

ヴァータ、ピッタ、カパの中で一番恋愛中毒になりやすいのがこのタイプ。「気」を読むのが得意なのは長所でもありますが、好きな人に対してはそれがいきすぎてしまい、あれこれと先回りして気を使いがち。その結果、必要以上に相手のことを詮索してしまいます。

また、元来の心配性が災いして、相手のプライベートに踏み込みすぎてしまうこともあるようです。まずは、自分にそういう気質があると気づくこと。その上で、相手に対して使っている「気」を自分自身に向けることが大切になります。そのようにして、過去や未来に不安や心配などを生み出す妄想を止め、精神的に自立することを目指していきましょう。

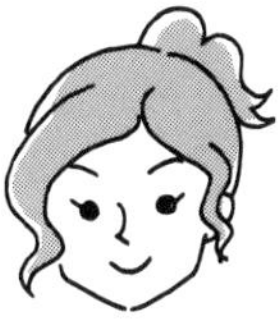

ピッタ

もともと恋愛中毒になる可能性は低いのですが、自分の中にある理想像が高すぎて、彼との関係をこじらせがち。「男性にはこうあってほしい」という理想が明確にあり、その枠にはまってくれない相手を見ると、どうしても許せない気持ちになってしまうのです。

観察力が鋭く相手の長所も短所もよく見えるため、短所にばかりフォーカスすると、ケンカが絶えません。なるべく長所に目を向けて、相手を包み込むような度量の深さを持つよう心がけて。

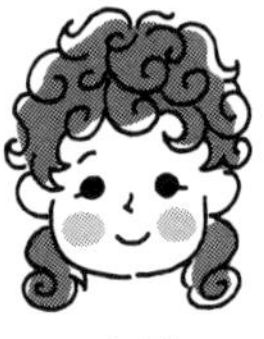
カパ

縄張り意識が高いわりに自分からは動かず、相手から何かしてもらうことを待ちすぎる傾向があります。また、自分にとって「この人は私のもの！」と決めた人が、少しでも違う人に興味を持っていることに気づくと、いつものふんわりキャラがとたんに豹変《ひょうへん》。相手に対してものすごい執着を持ちはじめるのです。

狭く、深く、濃密な人間関係を築いていきますが、一度裏切られると「いつまでも待っている」と頑固になります。よい関係を続けるには、自分からも相手に働きかけ、いつまでもフレッシュな気持ちをお互いに持てるような努力をしていきましょう。

colomn

ドーシャ別ラッキーカラー&インテリア

ヴァータ

部屋のインテリアでドーシャを整えるなら、丸型のものや木製品、観葉植物などがおすすめ。和室もよいでしょう。色はパステルカラーを取り入れると、精神的な余裕が生まれます。

ピッタ

インテリアは真四角でシャープなもの、整然とした形のもの、触ると冷たいステンレス製などがおすすめです。青色系統で部屋をまとめると、穏やかな気持ちを維持しやすくなります。

カパ

快適性を求めるので、アメリカンサイズのソファなど、サイズ感の大きなものがおすすめです。色はオレンジやピンクなどの暖色系、もしくは柄物などを取り入れると、活力が湧いてきます。

Q9

彼ができると、いつもお母さんみたいにつくしすぎてしまうのがイヤ！

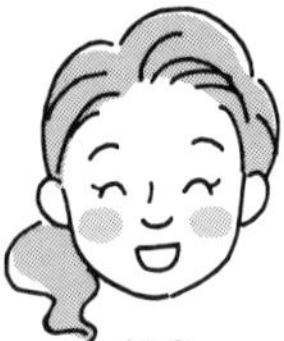

新倉

　彼に対する詮索や干渉がすぎると、息子と母親のような関係性になり、恋愛関係がバランスよく続きません。相手との距離感を心地よくするよう、心がけましょう。

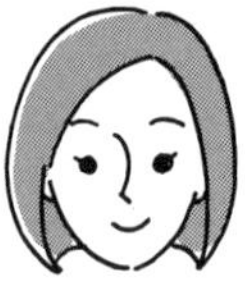

ヴァータ

「こうしてほしいのかな」などと気を使い、何かというとすぐに与えたがります。それによって相手に喜んでほしいという期待も高いので、相手がそっけない態度だと、1人で落ち込んでしまうことも。

彼ももう大人なのだからあれこれ先回りせず、相手のペースでやらせてあげるのが２人の距離を良好に保つ秘訣といえます。

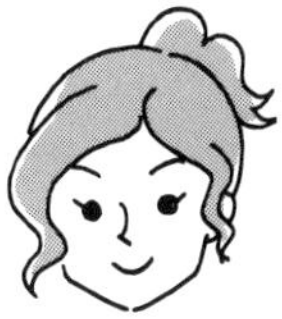

ピッタ

基本的につくしすぎるタイプではありませんが、ドーシャの中で責任感が一番強く、自分を慕ってくれる人はとても大切にします。ただ、相手が自分を尊敬し、従ってくれているときはとても大切にしますが、裏切られたとわかると怒りが止まらなくなることも。相手には相手の言い分があると理解する姿勢も時には必要です。

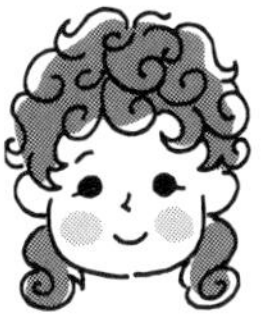

カパ

土と水のドーシャなので、存在自体が「母なる自然」という雰囲気。ただ、かいがいしく世話をするというより「いいわよ、いいわよ」と、放任する傾向にあります。男性に対しても許容範囲が広すぎて、無意識のうちに放任。「あれ、最近、帰って来ない？」と気づくころには彼の気持ちが離れていた……ということにもなりかねません。相手への興味をもう少し持つよう努力しましょう。

Q10

周囲が結婚ラッシュ！焦る気持ちをどう乗り越えたらいいですか？

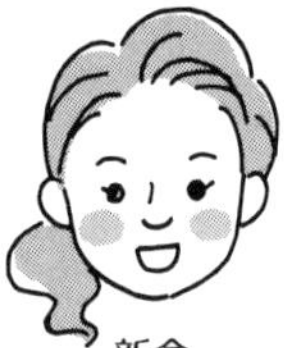

新倉

結婚ラッシュに焦りを感じる女心。それはわかるのですが、焦って結婚しても、いいことは1つもありません。そんなときは最良の伴侶を見つけるためにも、まずは自分と向き合ってみましょう。

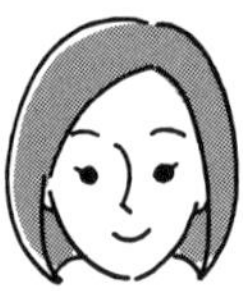

ヴァータ

周囲と同じようにしていたいという気持ちが強く、自分がその流れにのれていないと思うと、ものすごい焦りを感じてしまいます。ヴァータは常に最悪のリスクを想定して動いてしまいますが、その8割は現実化しないことを覚えておきましょう。未来への不安や焦りではなく、今ここにいる自分を穏やかな気持ちにしてあげることを、意識してみてください。

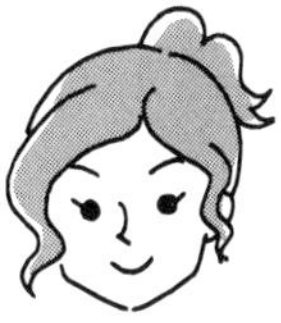

ピッタ

結婚より「今どれだけ人生にやりがいを感じられているか」を気にするので、周囲の結婚ラッシュにはあまり影響を受けません。ただ、仕事やキャリアに対する優先度が高すぎるため、年齢や身体機能的なことに意識をシフトできず突っ走りがち。時には立ち止まって、人生設計を見直す時間を持ちましょう。

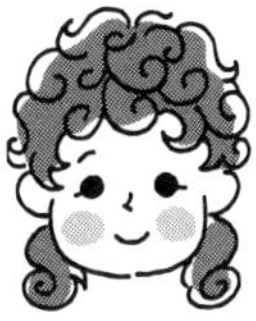

カパ

まわりの動きは気にせず、自分には関係ないと思っているので、周囲の結婚ラッシュなどにもあまり動じません。ただし、のんびりかまえすぎて適齢期を逃してしまうことがあるので注意して。自分は自分というマイペースはカパの長所でもありますが、もう少し周囲に興味を持ったり、まわりの動きを察知したりしていきましょう。

夢をかなえるアーユルヴェーダ

素敵な恋愛をしたい！

恋愛中、友人に相談するうち、自分の気持ちがわからなくなってしまうことがあると思います。まわりのアドバイスも大切ですが、自分の気持ちがわからなくなってしまっているときの身体からのサインや対処法をご紹介します。

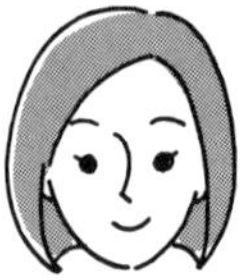

ヴァータ女子

◎自分を見失ったときの身体からのサイン

メンタル重視で、身体がSOSを発信していることに気づきにくいタイプですが、悪夢をみる、おならが多い、めまいや耳鳴りが増えた、生理が乱れる、目がピクピク痙攣《けいれん》するなどのサインが出てきたら、心が乱れているということなので注意して。

◎自分を見失ったときの対処方法

TM（Transcendental Meditation）瞑想、マインドフルネスが効果的。クワンソウ、サフランなどをブレンドしたハーブティーをとるのもおすすめ。

【TM瞑想のやり方】

①椅子やソファに座るなど、ゆったりとくつろげる姿勢で肩に手を置き、「肩を触っている、肩を触っている……」と心の中で感じて、肩に意識を集中。

②物音や身体の動きなどで肩からふっと意識が離れたら、今度はひじを触りながら「ひじを触っている、ひじを触っている……」と、ひじを意識し続けます。

③5分くらいから続け、少しずつ時間を延ばします。1時間程度できるようになれば、周囲の余計な雑音にとらわれなくなります。

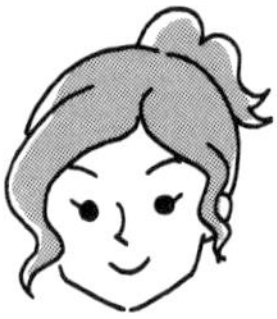

◎自分を整えるための味覚とハーブ

気持ちが不安定になってきたら、甘・酸・塩のものを意識してとることでヴァータの乱れが整います。精神を安定させるといわれているハーブ、ホーリーバジルが入ったハーブティーもおすすめです。

◎自分を見失ったときの身体からのサイン

身体の火のコントロールが乱れると、皮膚が敏感になり、炎症などが起きやすくなります。皮膚疾患や口の渇き、食欲過多、下痢をしやすくなる、頭が冴えて眠れないなどの症状が表れることもあります。

◎自分を見失ったときの対処方法

ヨガや座禅がおすすめです。ヨガはホットヨガやアシュタンガヨガなど激しいものではなく、ゆったりと行うものを。心身をクールダウンさせる月光浴（47ページ）もおすすめです。アロマを焚《た》いたり、スプーン1杯のギー（141ページ）や、ターメリックやローズヒップなどをブレンドしたハーブティーを飲むのも効果的。

◎自分を整えるための味覚とハーブ

火のコントロールがピッタの課題なので、辛、酸、塩をやめ、甘・苦・渋な味のものを食べるよう意識して。アルコール摂取も控えてください。ハーブティーも役に立ちます。

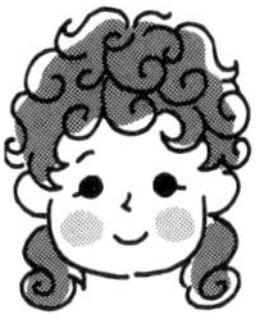

カパ
女子

◎自分を見失ったときの身体からのサイン

身体全体が冷えて滞り、むくんだり、眠りすぎたりする傾向があります。プチうつのようなモチベーションの低下、風邪でもないのに咳が出るという症状が表れてきたら、心身のケアが必要です。

◎自分を見失ったときの対処方法

いつもと同じ毎日から抜け出して、新しいことに挑戦したり、ジムで身体を動かしたりしましょう。ガルシャナ（49ページ）などの乾布摩擦も気の滞りを解消します。モリンガやジンジャーなどをブレンドしたハーブティーや辛い食べ物で刺激を与えるのもよいでしょう。

◎自分を整えるための味覚とハーブ

やる気が低下し、プチうつっぽくなってきたら、辛・苦・渋な食材を食べることで、活力を高めましょう（苦いものは、ほうれん草、春菊などの緑黄色野菜。渋いものは、豆類、緑茶、紅茶、コーヒー、ワインなど）。また、ハーブティーは心と身体に活力を戻し、ブラフミーは知覚を活性化します。

インドの
神様

幸運・美・豊穣の女神
ラクシュミー

ヒンドゥー教の最高神の1人、ビシュヌ神の妻で、海の泡から誕生したといわれる美しい女神。夫がさまざまなアヴァターラ（化身）になると、ラクシュミーもその一つ一つに応じて姿を変えるというかわいらしい一面も持ち合わせています。

幸運と美、富と豊穣をもたらすラクシュミーの女神をお守りにして、素敵なパートナーとの出会いや恋愛を楽しみ、あなたならではの女性としての魅力を高めていきましょう。

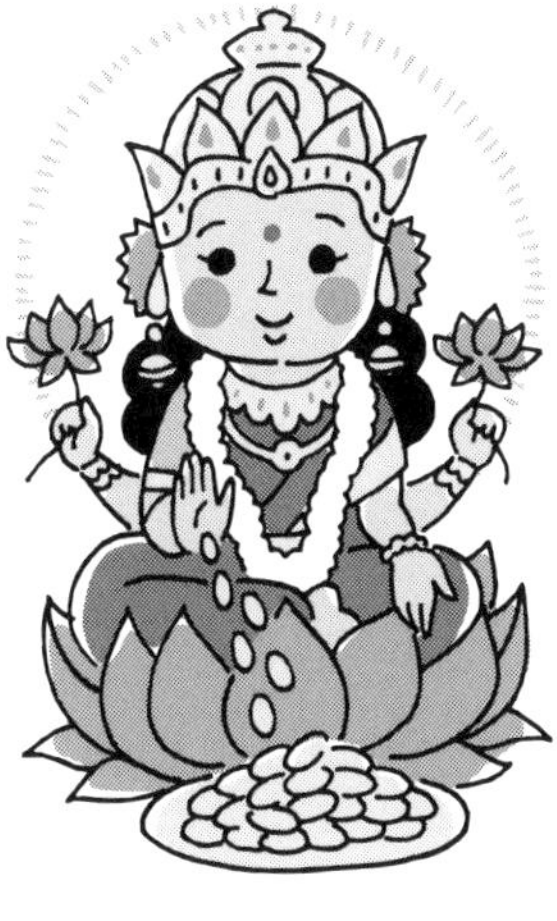

第2章

結婚編

心を許し、一生をともにしたいと思える
パートナーを引き寄せる

アーユルヴェーダ的結婚観

結婚では、自分が決めた相手と長い人生をともに過ごせるかどうかが、色濃く影響します。恋愛では、感覚や行動が似ている者同士が惹かれあう「同調」の傾向がありますが、結婚においては少し冷静な視点を交えて、自分と相手を俯瞰して見る必要があります。

長い人生をともにするということは、よいときもあれば悪いときもあるということ。人生の荒波にのまれたとき、険悪になりやすい関係性か、それぞれにない部分を補って助け合える関係性かということが、重要なポイントとなります。そのため、アーユルヴェーダでは、日々を穏やかに過ごし、問題が起きた場合には支え合って乗り越えられる人、つまり「補完」の関係にある人を、結婚相手としておすすめしています。

それと同時に、自分自身の内面を輝かせるオージャス（生命力）を高めていくことも大切です。オージャスを高めることによって、自分にはどのような人が必要なのかを見極める目が養われていきますし、自然とまわりに素敵な人たちが集まるようになるからです。結婚相手がなかなか現れない、夫婦関係がうまくいかない場合は、自分のオージャスを高めるところからはじめてみましょう。

本章ではアーユルヴェーダで見たドーシャ（体質）別に、お互いを補い合う、「補完」する関係性、それにより、長い人生においてお互いが快適に過ごせる相手について考えていきます。また、相手のドーシャ別に、どのような対応が心地よいのか、自分のオージャスを高めるにはどうしたらよいのかなどについても紹介していきます。

私たちは運命の出会いや結婚をドラマチックなものととらえがちですが、現実はそうとも限りません。結婚による幸せは、相手から与えてもらうだけでなく、自らつくり出して日々の生活の中から気づいていく、ささやかな喜びの積み重ねであることが往々にしてあるからです。アーユルヴェーダの知恵を取り入れながら、まずは相手の本質を知ることからはじめましょう。

Q11

結婚相手にはどんな男性を選んだらいいですか？

結婚相手とは、山あり谷ありの人生を一緒に過ごす人。だからこそ、一時的な感情ではなく、体質別に自分、そして相手のニーズを理解することが大切です。ここではドーシャ別に、それぞれの男性の特徴をあげていきましょう。

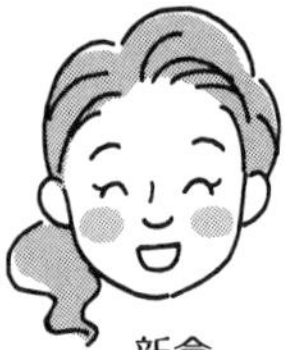

新倉

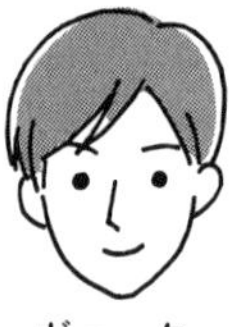

ヴァータ男子

興味のおもむくままに動いていたいタイプなので、束縛されるのをいやがります。1つのところに留まらせようとすると、途端に窮屈に感じはじめます。もともと友達が多く、やりたいこともたくさんある人なので、それを尊重してあげることが大切。「また出かけるの？」「家にいて。私とだけいて」などと言って引き止めるのは、避けたほうがよいでしょう。また、おしゃべりな人が多く、話を聞いてもらえると喜ぶので、何か話してきたら「うんうん」ときちんと聞いて、共感してあげましょう。

とても優しく、さりげない気遣いのできる人でもあります。ただ、相手の気に敏感な分、不安を感じやすい一面も。「私はあなたを理解しているよ」というニュアンスに弱いので、延々と何かを伝えるよりも、「大丈夫だよ」「信じているよ」など、彼の心に響く短い言葉を数多くかけてあげてください。

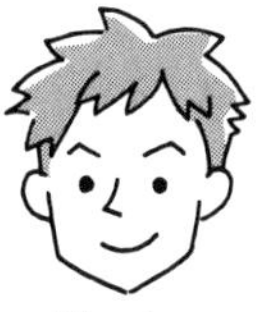

ピッタ男子

土足で頭の中に入って来られることが苦手。プライベートな時間が絶対に必要なタイプで、１人になる時間を非常に大切に考えています。たとえば、基本的に相手にかまってほしいヴァータが「ねえねえ、今何考えてるの？」「ねえねえ、今何してる？」など近づいてくると、「少し時間がほしい。今は１人になりたいんだ」。彼は本心を言ったにもかかわらず、ヴァータはグサッと傷ついてしまうことも……。また、ほめられることが大好きなので、何かしてもらったら「すご～い、さすが！」「やっぱりあなたは〇〇も上手だね」などと、わかりやすくほめてあげましょう。

基本的にピッタは周囲から認めてほしいという思いが強くあります。「さすがだね！」「やっぱりあなたにお願いしてよかった！」などの言葉をかけるだけで、ウキウキとした心持ちになるので、ある意味わかりやすいタイプといえるでしょう。そうした環境ができていれば「うちに帰れば、妻はいつも俺を尊敬してくれているから、居心地がいい」と自然に思うようになっていきます。

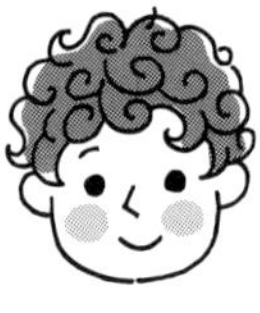

パ子
カ男

意外と独占欲が強く、自分のことを見てほしいタイプ。でも、心はとても安定しているため、なんでも自由にやらせてくれる度量の広さがあります。そのくせ、相手の状況を考えず「ねえねえ、これどうしたらいいの？」など、のほほんと話しかけてくるので、忙しいときには「そのくらい、自分で何とかしてよ！」と言いたくなってしまうかもしれません。

そこでひと呼吸おいて、「こうやるんだよ」と教えてあげれば、きちんとこなしてくれます。新しいことやわからないことは「やらな〜い！」となりがちなので、まずは一緒にやってあげて、わかりやすい布石をつくってあげることがポイントになります。

また、相手とのつながりを大切にしたい人なので、「愛しているよ」「いつも気にしているよ」など、「あなたを気にかけています」という意思表示を含んだひと言を好みます。外の世界でいろいろあったことを全部溜め込んで家に帰ってくることが多いので、愚痴《ぐち》を言ってきたら、「(たとえ何かあったとしても) 私がいるよ」「全員が敵でも私は味方だよ」などの言葉をかけてあげると落ち着きます。

Q12 仕事と結婚生活をうまく両立させるにはどうしたらいいですか？

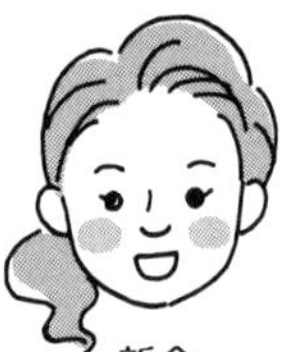
新倉

結婚しても仕事をする女性が増える中、「仕事がすごく好きで、やりがいも感じているけれど、そういう話を夫にすると、微妙に引かれたり、ムッとされたりして困る」という方もいるようです。

一般的に男性は、自分が筆頭になって家庭を守るという意識があります。そのため、仕事熱心な妻を見ていると、その位置を取って替わられてしまうのではないかと、無意識のうちに防御的な反応をしているのかもしれません。

こうした場合女性側は、自分が仕事をすることで、相手にもこんなメリットがあるということを伝えているかを考えてみてください。たとえば「私は仕事にこういうビジョンがあって、こういうことを達成したい。そんな思いで私が働いていれば、2人で年に何回かは海外旅行に行けるよね」「結婚しても自分の分はしっかり稼いで、あなたの分と合わせてＱＯＬ（Quality of Life 生活の質）が高い人生を一緒に楽しみたいの」というように伝えたら、相手の受け取り方も違ってくるはずです。自分の心に余裕があれば、相手が何をどのように感じているかが見えてきます。ここでは相手の状態を知り、結婚生活をスムーズに営むためのコツをご紹介しましょう。

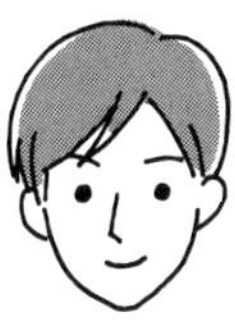
ヴァータ男子

まばたきやおならが多かったり、貧乏ゆすりをしはじめたりしたら、心が乱れているというサインです。さりげなく「最近、何かあった？」と聞いてあげてみてください。

ヴァータはもともと気を使うタイプなので、家事などは、言わなくてもやってくれることが多いかもしれません。ただ、それに甘えすぎないで、一緒に家事や育児を楽しむ環境づくりを心がけていくと、よりよい関係を築くことができます。

皮膚疾患や下痢を起こした場合、かなりストレスが溜まっているというサイン。相手が何も言わなかったとしても「どうしたの？」と聞いてあげることが大切です。

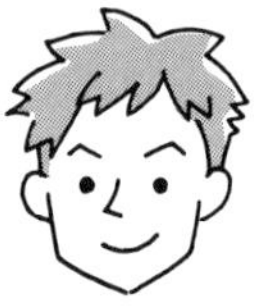

ピッタ男子

また、ピッタは自分がやりたいことを優先させるので、家事の手伝いなどをお願いするなら、その隙間時間を狙って。ただ、このとき、絶対に上から目線で言わないこと。プライドが高い人なので、「あなたもやってよ！」などと言われると、「なんだよ。なんで俺がやらなきゃいけないんだよ！」となってしまいます。「私がやるより、絶対あなたのほうがうまいと思うの」など、彼の自尊心をくすぐるような言い方がおすすめ。そして、何かやってくれたら必ず「さすが！」とほめてあげてください。そうすれば気をよくして、次からも協力してくれるはずです。

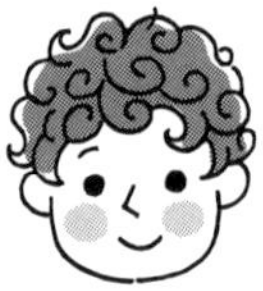

カパ男子

いやなことがあると死んだように眠ります。これは疲れているのではなく、ふて寝。カパがいつもより長く寝るのが続いたときは、「何かあったの？」とひと声かけてあげましょう。

基本的に言わないとわからないタイプなので、お願いしたいことは「これはこうして、あれはああしてほしい」と具体的に伝えてください。ピッタとカパ男子のカップルの場合、ピッタは「言わなくてもわかるよね」と思っている人が多いのです。そのため、「もう、あなた、気づいていなかったの？」「え～、何が？」となりやすく、ピッタのイライラが募ってしまいます。

そうなる前に、やってもらいたいことがあるなら「やってもらいたい」ときちんと伝えることが大切です。そうすれば、カパは手伝ってくれますし、それがルーティンになれば、ずっとやり続けてくれるようなところもあります。

Q13

夫とうまく意思疎通を図るには どうしたらいいですか？

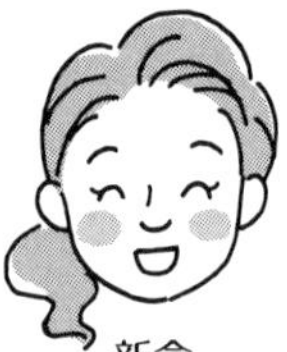

新倉

まずは、相手を理解することが大切です。タイミングというのは、人それぞれ違います。そこを無視して「私はこのやり方だから合わせてよ」と言っても、意思の疎通は図れません。それと同時に、お互いが心地よくいられる場所としての家庭を築いていくことも大切になります。ここではドーシャ別に、旦那さまと上手に心を通わせるコツをご紹介しましょう。

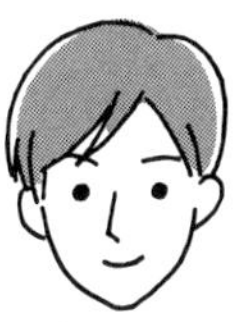

ヴァータ男子

ヴァータは話すのが好きなので、自分からいろいろと話してくれます。基本的に自己開示型なので、わかりやすいタイプでしょう。その一方、傷つきやすいところもあるため、ウンウンとあいづちだけ打って聞いてあげればよいところを、「だからあなたはダメなのよ」などと言ってしまうと「俺はただ話を聞いてほしかっただけなのに……」とガッカリしてしまいます。話すことで心の排毒をしているので、余計な口は挟まず、とにかくしゃべらせてあげてください。

ヴァータの男性には、いつもニコニコしてあまり何も考えていないようなタイプの奥さんが合います。少しくらいボンヤリしていても、いるだけでホッとするような雰囲気を心がけるとよいでしょう。また、さみしがり屋なので、一緒にご飯を食べたり、1日の終わりには2人で晩酌したりして、なるべく一緒にいてあげて。そうでないと心に隙間風が吹き、「一緒にごはん行こう」と、お友達を求めて外に出て行ってしまうので気をつけてください。

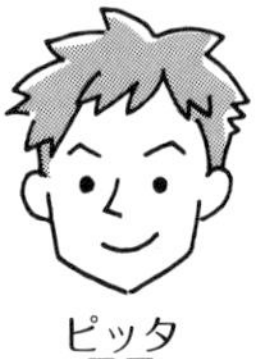

ピッタ男子

さみしい、悲しい、自分が負けた敗北感など、いろいろな負の感情が怒りに変わりやすいタイプ。ムッとしていてもよくよく話を聞いたら、本当はさみしかっただけという場合も。まずは「どうしたの?」というスタンスで向き合うことが大事になります。男性の場合はさみしくても、女性のように「俺、さみしくてさあ〜」などとは言えないものです。だからこそ、気持ちをくんであげること。

また彼だけの時間を与えてあげることも大切です。ピッタは家でも自分の空間がきちんと確保されていることで安心します。彼のための部屋があればベストですが、それが無理なら、どこか一角に彼だけのスペースを設けてあげましょう。もう1つ心がけたいのは、静かな環境づくり。2人暮らしだとしても、家の中で奥さんが「ねえねえ、これどうする?」など、うるさくまとわりつくと、疲れさせてしまいます。家に帰ってしばらくは1人で休み、頭を整理したい人なので、少し放っておいてあげることも大切です。

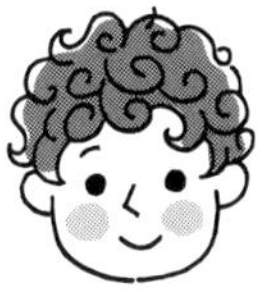

もともと自分の感情をあまり外に出しません。そんな彼にイライラして、無理に気持ちをこじ開けようとすると意固地になり、ますます話さなくなってしまいます。まずはカパ特有ののんびりした性質を尊重し、すぐに答えを出そうとせず、言いたいことを引き出してあげたり、言いやすい雰囲気をつくってあげたりしてタイミングを待ちましょう。時期が来ればきちんと話してくれるはずです。

また、カパは食べ物が大好きなので、おいしいものをつくってあげるのもおすすめです。ただ、追い立てられる感じが苦手なので、家に帰ってきた途端に「あれやって、これやって」と頼むのは避けて。基本的にカパはスローペースなので、あれこれ頼みすぎないようにしてください。なお、細かいことは気にしないため、多少部屋が汚れていてもあまり気にしません。多忙な女性にとってはそのおおらかさが救いになることも多いでしょう。

Q14

犬も食わない夫婦ゲンカ、よい回避方法はありますか？

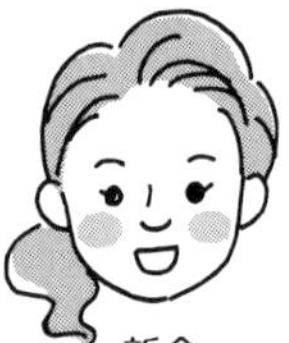

新倉

夫婦ゲンカが気になるとき、最初に考えてほしいのが、「あなたのラジャス（攻撃性）が高くなっていませんか？」ということ。

私自身も家族とケンカすると、相手の非ばかり見てしまいがちですが、「あれ？　私そもそもラジャスになっていない？」と思うことが多々あります。

家族とのケンカが多いときは、自分自身のラジャスが高くなっていることが多いのです。相手を責める前に、まずは自分の心を見つめてみましょう。ラジャスが低ければ、相手のラジャスが高くてケンカになったとしても「この人、今、攻撃的になっているな」と、冷静に見ることができます。

ラジャスを抑えるには、まず食生活を見直すことが大切です。辛い物や肉を多く食べていないか、お酒が多くないかなどを振り返り、意識して変える必要があります。また、夫婦ゲンカの原因をたどると、結婚してみて「こんなはずじゃなかった」という思いがあるかもしれません。この場合、相手が変わったというケースもあるし、自分の中で当初求めていたものが変わってきた可能性もありますよね。

もちろん、人間のドーシャのバランスは、体調や環境によって変わることがあるので、お互いにすり合わせていく必要があります。2人で気づきを得るためにも、「最初はこうだったよね」「だけど、こう変わったよね」と話し合うことが大切です。「あなたが求めていたものは、こういうものじゃなかった？　だから、私はこう思ってやってきたのだけど」などと話していくうちに、旦那さんも何か気づくかもしれません。

もしかしたら、当初はあちこち旅行に行くなど、楽しいことが大好きなヴァータである奥さんに魅力を感じていたけれど、今はゆったりしたカパ的要素の女性らしさを求めているかも……というように。「でも、最初に出会ったときは私みたいに行動的で好奇心を持っている人が好きだったよね。私はそういう性格なの。最初にそれを求めたのは、あなただよね」と、冷静に、さとすような言い方で聞いてみるのもよいかもしれません。ケンカするのではなく、お互いが最初に立ち返ってみるとよいでしょう。このときに「もう私たち合わないね」と切り捨てるのではなく、お互いが少しずつ変わってきたことを認め、折り合いをつける努力をしていくことが大切なのです。

なかなか理解し合えないと、フツフツと怒りが湧いてきてしまいますが、実は喜怒哀楽の中で一番エネルギーが大きいのが「怒」。オージャス（生命エネルギー）を壊してしまうくらいのエネルギーを持っています。そのため、アーユルヴェーダでは怒っているときは食べません。怒っているときは感情に任せてたくさん食べてしまうし、噛まないんですよ。そうなると、すべてがアーマ（未消化物の毒素）となり、病気の原因になるとさえいわれています。

これと同じで、相手がものすごく怒っているときは、何もしないのが得策です。同じ部屋にいたら、自分が別の部屋に移って相手から少し離れたり、ひと晩寝てから話し合ったりしてみましょう。

相手のイライラが強いときは、甘い飲み物を飲ませるのも効果的です。ここでお酒などを出してしまうと、余計にカッカさせてしまうので注意してくださいね。もしくは、クールダウンのために月を眺めながら散歩したり、一緒にヨガをしたりするのもおすすめです。また、相手がこのごろイライラしているなと感じたら、部屋のインテリアを青系にすると落ち着いてくれます。シーツやまくらカバーなどの寝具を青系統の色にするのもいいですよ。

ちょっとしたアーユルヴェーダの教えを日常生活に取り入れるだけで、夫婦の仲がグッと改善していくはずです。ぜひ、試してみてください。

Q15 セックスに対する温度差をどうにかしたいのですが……

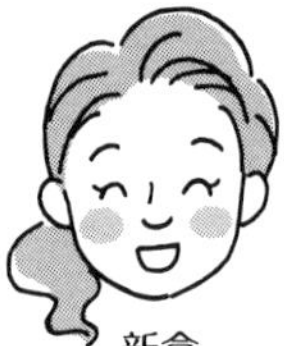
新倉

これはお互いの心理状態が大きく関わってきますよね。タマス（怠惰）な心情のときは性欲も止まった状態なので、そういう気持ちになかなかなれません。ものすごく疲れてヴァータが乱れているときもそうですね。性欲はラジャス（攻撃的）やピッタが高まっているときに湧きやすいんです。

アーユルヴェーダでは『カーマ・スートラ』という性の教典があるくらい、性行為はとても大事にされています。体力、免疫力、抵抗力を考慮して行うものなので、冬は何回でもよいとされ、体力や免疫力が落ちる夏は15日に1回といわれています。性行為はかなりエネルギーを使うので、夏に行いすぎるとよくありません。

性行為を行う時間帯として適しているのが、18～22時。これはカパの時間帯にあたり、メンタルが落ち着く時間でもあるので、結合したり、受精したりするには一番よいとされています。そして、このときにお互いのドーシャを整えるために、インドでは砂糖水を飲んで心を落ち着かせます。日本の場合なら、甘みを加えたコーヒーや紅茶、チャイなどでもよいでしょう。

また、アーユルヴェーダでは、年代別のドーシャというものもあり、目安としては、0～30歳まではカパ、30～60歳がピッタ、60歳以上はヴァータの年代としてみます。

なお、夫婦の年齢が離れすぎている場合、性行為の回数などを考慮しないと、上の年齢の人がヴァータを乱してしまうので注意が必要です。

Q16

末永く幸せな結婚生活を続けるコツはありますか?

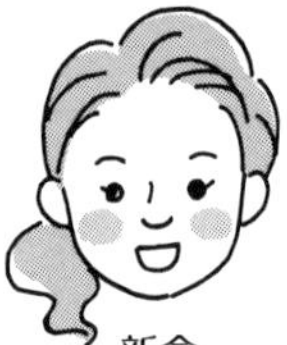

新倉

いつまでも旦那さんに愛される妻でいるには、まず自分が相手にとって居心地のいい雰囲気をつくること。そして、いつまでもチャーミングな女性であること。そうした魅力をつくるのは、やはりオージャス（生命エネルギー）です。旦那さんが吸い寄せられるような女性になるというのが、一番大事なことですね。

でもこれは、見た目の美しさだけではありません。着飾るとか、メイクをがんばるとか、そういうことではない美しさを醸し出しているかどうか、ということです。スタイルや顔のつくりがどうこうというより、その人といて心地よいかどうかが重要になります。

ただ単にファッションやメイクを変えれば、女子力が上がるという単純なことではないのです。たとえば、相手のピッタが高まっているときは赤いものを欲するので、そういう色味の服を着た女性に惹かれるかもしれません。

でも、一過性の上辺だけのものだったら、そうした好みが変わったとき、相手に対しても興味を失ってしまいます。でも、本能的に感じる居心地の感覚というのは、一生変わりません。上辺だけの変化は、いつかメッキがはげてしまいます。それよりも、目指したいのは内面の居心地のよさなのです。

オージャスが高い状態というのは、たとえるなら、後光が差している観音様のようなイメージで、一緒にいるとホッとする感覚。ドキドキワクワクするというよりは、落ち着く感じです。オージャスが高い人はエネルギーも高いので、周囲には同じように高い波動を持った人たちが集まってきます。女性として生まれたからには、ぜひオージャスの高い、美しい魅力を開花させていきましょう。

夢をかなえるアーユルヴェーダ

幸せな結婚をしたい！

運の強い人は素敵な出会い、素晴らしい恋愛を引き寄せることができます。その秘密は「オージャス」。オージャスとは、私たちが持つ生命エネルギーのこと。食べ物とマインドセットで高めていくことができます。アーユルヴェーダのマインドセットでは、心は3つの状態があるとしています。それが、サットヴァ（純質な心）、ラジャス（動質と攻撃的な心）、タマス（怠惰な心）。

なかでも、サットヴァが90パーセント、ラジャスが9パーセント、タマスが1パーセントの状態は「心の黄金バランス」といわれます。サットヴァが高いと心の状態がオージャスで満ちあふれてくるというわけです。

まず、食べ物でオージャスを高める基本は、つくってから3時間以内のものを食べること。素材としては、米や野菜、新鮮な果物、ナッツ類、牛乳などをおすすめします。インドでは、ターメリックライス、スパイスを入れたキチュリというおかゆがよく食べられています。時間がない、でも身体に負担のかかるものは食べたくないというとき、便利なのです。日本の場合なら普通におかゆでも大丈夫ですよ。

逆に、缶詰やファストフード、パスタ、肉、調理して3時間以上すぎた食べ物、コンビニ弁当などをひんぱんに食べていると、オージャスは低くなってしまいます。レンジでチンしたものもオージャスを下げるので注意してください。オーブンで焼いたものは大丈夫です。

なお、海に囲まれた日本で行うアーユルヴェーダでは、身土不二《しんどふじ》（その土地でその季節にとれたものを食べる）という考え方から魚も食べています。このほか、睡眠不足、飲酒が多い、煙草をよく吸うなどもオージャスを低くするので注意しましょう。

たとえば、目の前に水の入ったコップがあるとしましょう。このとき、「半分しか水が入っていない」と思う人と、「まだ半分ある！」と思う人がいたら、後者のほうがオージャスは高いというわけです。このように、いつでもマインドを満足した状態にしていくことが大切になります。

食を通じてオージャスが高まると、目の前にあるものにしか、意識がいかなくなります。「結婚相手がなかなか見つからない」という人は、ないものねだりをして現状に満足していない状態。だから、見つからないのです。職場に素敵な男性がたくさんいるかもしれないのに、オージャスが低い状態だと「もっと別の人がいるはず」と、ないものに目がいってしまうからです。でも、オージャスが高まればあるものに目がいくようになるので、「あれ、この人、意外に優しいんだな」など、自分のまわりにいる素敵な異性の存在にも気づけるようになっていくでしょう。

基本的にヴァータはクヨクヨしやすい、ピッタはイライラしやすい、カパは無気力になりやすいなど、ドーシャ別の傾向はありますが、オージャスを高める心の調整というのは、食べ物を選ぶことで誰でもできること。ぜひ、トライしてみてください。

満ち足りたオージャスマインドのつくり方

マインドセットによるオージャスの高め方では、「私は全部持っている。大好きな友人、家族と、何でも持っている」と、いつでも満ち足りた気持ちでいるようにすることが大事なポイントです。

オージャスが高まると生命エネルギーが満ちあふれて、オーラ的なものが輝くのです。絵で描くなら、その人のまわりがキラキラしている感じ。そうしてエネルギーレベルが高まると、自然と素敵な人たちがまわりに集まってきます。

自分にとってあるものにしか目がいかなくなるので、オージャスが高まると「私は全部持っていて幸せ」と、シンプルに心から感じられるようになります。繰り返しになりますが、大事なのは、「私はなんて恵まれているのだろう」と、いつも満たされた状態であることなのです。

もしかすると、ラジャス（攻撃的）な人がそういう人を見たら「あの人かわいそう。何も持っていないのに」と思うかもしれません。意外とシンプルに暮らしているような人たち、たとえばブータンなどは国民が感じている幸福度が高いといわれていますよね。ラジャスな人からすると「暮らすのは不便そうな国なのに」と思うかもしれませんが、本人たちはいたって幸せな日々を送っているわけです。この場合、ブータンの人たちのほうがオージャスマインドは高いということになります。

運命の出会いにドラマチックな何かを求めすぎていませんか？

オージャスが高まると、目の前の小さな幸せにも気づくことができます。たとえば、会社で出会いを求めるなら、自分のことをよく手伝ってくれる人はいないかな、とか。ちょっと疲れたときにお茶を出してくれる男性とか、ポンと肩をたたいてくれる男性とか……。そうした経験を積み重ねていく中で、自分にふさわしい相手が自然と見えてくるようになります。

私たちは運命の出会いや結婚にドラマチックなものを求めすぎなのかもしれません。ドラマや小説のようなことは、そうそう起こることではないのです。結婚はドラマチックなものというよりも、平々凡々と続いていくもの。ですから、意外と気づかないような小さなことのほうが大事なのです。

私自身、とても疲れていると、外出先から帰って、靴をそのまま脱ぎっぱなしにしていたことがありました。でも、なぜか家を出ようとすると、いつも靴の向きが変わっていて、すぐ履けるようになっていました。あるとき出張に出て、靴を脱ぎっぱなしにしている自分に気づき、家では家族がそれをいつも直してくれていたことに気づいて、ありがたいなとしみじみ感じました。

そういうちょっとしたことでも、気づくことが大事なのです。長く一緒に暮らす相手とは、そうした小さな幸せを、大切に積み重ねていってほしいと思います。

インドの神様

成功と幸運の神
ガネーシャ

頭が象、首から下が人間というインパクトのある姿のガネーシャ。ヒンドゥー教の最高神の1人、シヴァ神と、妻、パールヴァティーの子どもです。シヴァ夫妻のある行き違いから、このような不思議な姿になってしまいましたが、インドでは成功と幸運をもたらす神として信仰されています。素敵なパートナーと出会い、結婚生活をよりよいものにしたいときは、ガネーシャにお願いをして、その成功と幸運を手にしていきましょう。

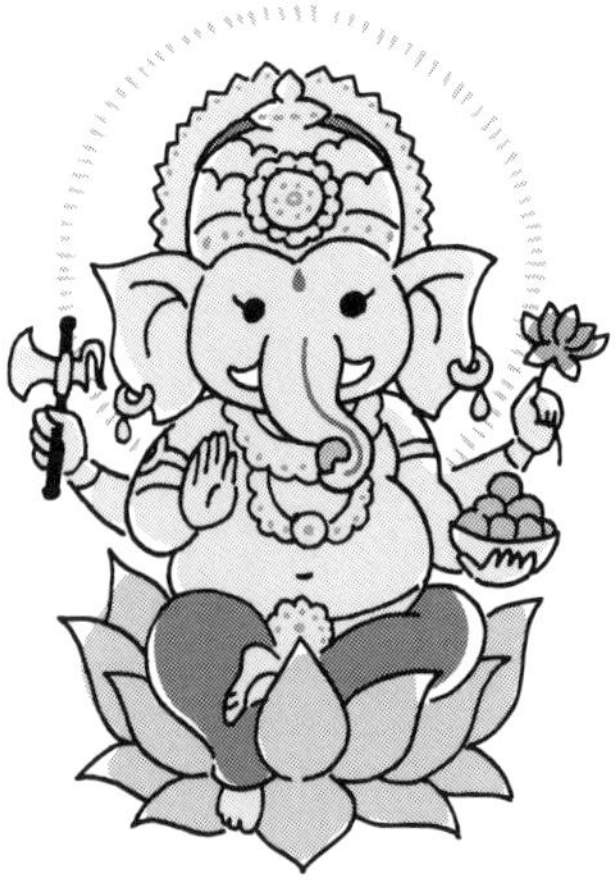

第3章

妊活編

愛する我が子の誕生を願い、母となる心と
身体の準備をすみやかに調える

アーユルヴェーダ的妊活の考え方

アーユルヴェーダの考え方でいうと、私たちは一生変わらないドーシャ（体質）を持っています。ただ、それと同時に3つのドーシャすべてを併せ持ち、体質はヴァータだけれども、仕事が忙しくなるとピッタの質が高まってくるなど、体調や環境によってドーシャのバランスが変化することもあります。

現代女性は仕事を持つ人が増え、家事も仕事もフル回転でがんばる人が多くなりました。それと同時に、お酒やタバコをたしなんだり、脂っこい食事や肉をよく食べたりと、生活や食習慣の変化も顕著になっています。

その結果、イライラしやすい、のどが渇きやすい、おなかが空きやすい、辛いものや刺激物を好むなど、女性全般にピッタの質が高まっているように見受けられます。また、仕事を持ち、家事も忙しい人はヴァータも乱れています。生理不順や婦人科系の病気を患う人も多く、「妊娠を望んでもなかなか成果が現れない」という声をよく耳にします。妊娠年齢が高くなっていることから、さまざまな不安を持つ方も増えているようです。

アーユルヴェーダで妊娠を考える際、母となる女性の心身で燃え盛るピッタの炎と忙しすぎて乱れるヴァータをコントロールし、ゆったりとした心持ちで日々を過ごすことをおすすめしています。

自分の身体をしっかり整えることで、妊娠に関するリスクを自分自身で抑えていかれるというわけです。なお、アーユルヴェーダの生理学では、食べ物は体内における7つの過程を経て、身体中に栄養素を行き渡らせていると考えます。自分の中にもう1人の人間をつくり出す妊娠を実現するには、この機能が正常に働くようにしていくことも必要です。

本章では、ドーシャ別の妊活ポイントと同時に、妊娠に向けた身体づくりのための食事などについても紹介していきます。正しい食事についての知識は、出産時や子育てにおいても役立つので、ぜひこれまでの食生活を振り返り、よい食べ物をとることで、妊娠に向けた健やかな身体づくりを目指してください。

Q17

妊活の不安を解消する身体と心のつくり方を知りたいです

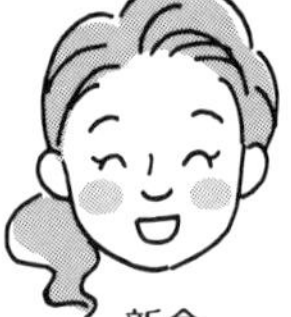

新倉

はじめての妊娠だったり、女性特有のトラブルを抱えていたり、高齢出産に差しかかったり……。妊娠に対して不安に思う女性が増えていますよね。そういう方々は、妊活の前に自分の身体の状態を知ることが大切です。まずはドーシャ（体質）別に、妊活ポイントを紹介しましょう。

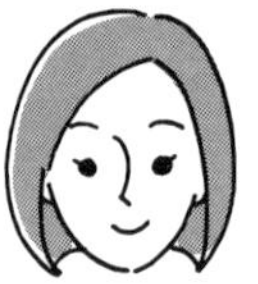

ヴァータ

もともと身体全体が冷えやすいヴァータ。ちなみに、精子が卵子に届く距離は、人間でいうと月と地球を2往復するくらいの壮大な距離といわれています。一度の射精で飛び出す精子は数億個。その中のたった1つが卵子に入り込むことで受精するわけですが、身体に冷えがあると受精しづらくなってしまうのです。

また、性行為に対して「この日に行わなくては!」「今度こそできてほしい!」という思いが強すぎると、男女とも緊張してしまい、ヴァータの不規則な質がますます高まってしまいます。そうした思いを一度手放し、「できたらいいね」くらいのリラックスした気持ちで臨むことが大切です。

アーユルヴェーダでは、妊娠を望むなら、性行為の時間をカパの時間帯である18~22時に行うのが望ましいといわれています。また、お互いのカパの質を高め、心身ともにリラックスした状態にする目的で、性行為の前に男女とも砂糖水を飲むことがあります。ヴァータ体質の人が妊活をする場合は、こうしたことを意識するとよいでしょう。

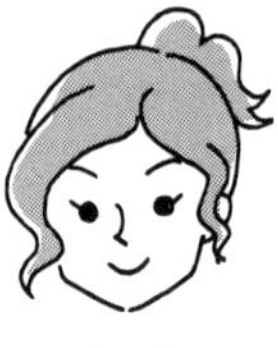

ピッタ

ピッタはもともと燃え盛る炎の質が強いのですが、忙しすぎたり、ストレスが溜まったりしてこの炎が強くなりすぎると、子宮の状態も熱を帯びてしまいます。さらに、仕事を持つ女性が増え、お酒やお肉、刺激物が大好き！　という人も増えています。こうした背景から、現代女性は心身の炎が強くなりがちといえるでしょう。ただ、この状態は妊娠には望ましくありません。

そこで、こうした炎を鎮めるために、心身から熱を放ち、クールダウン作用のあるヨガがおすすめです。ヨガというのは一度ポーズを止めますよね。それによって心と身体をニュートラルな状態にし、脳が一番リラックスする環境をつくることができます。最後はシャバアーサナ（ヨガの休憩ポーズ）で停止して終わるため、体内のピッタの質がグッと下がるのです。妊活中の方は、その準備の1つとしてヨガをはじめるのもおすすめですよ。

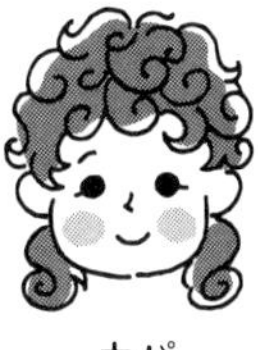
カパ

カパのエネルギーは副交感神経を高め、結合のエネルギーを持っているので、妊活には望ましいといわれています。ただ、これはカパの「状態」であって、カパの「体質」ではありません。

カパは消化力が弱く、アーマ（未消化物）が溜まりやすいのです。そうすると身体の管がつまりやすくなるので、食べすぎに注意しましょう。

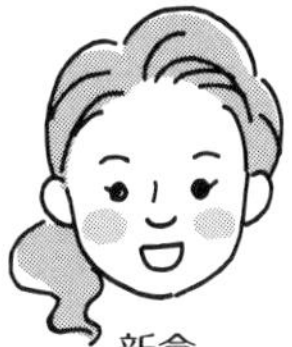
新倉

自分の身体を知ってよい状態に導いた結果、妊娠しやすい状態になったという事例が、アーユルヴェーダにはたくさんあります。ふだんから食生活に気をつけ、パンチャカルマ（アーユルヴェーダの浄化法）や週1回の断食など、定期的にデトックスする生活を心がけていけば、自然と身体は整っていきます。

モリンガというハーブをご存知ですか？　妊娠のための薬といわれるほど、浄化力が高いのです。やはり、身体を浄化した状態にしておくのは大切なこと。そもそもアーユルヴェーダの根底は、ここにあるといえるのですから。

たとえば、自分が持っている着物に合う、きれいな赤い帯がほしいと思ったとしましょう。でも、薄汚れた帯に赤を足しても、朱色になったり、ワインレッドになったりして、きれいな赤には染まりません。これと同じで、自分の身体に子どもを宿す環境をつくりたい場合、体内が汚れていたら、いくらオーガニックのいい食材をとったとしても、その効果はなかなか現れないということになります。

妊活中の方は、まずは自分の身体に意識を向けて、土台からしっかりさせるという意識を持ちましょう。

生理期間中の過ごし方が次の生理や妊娠に影響

私たち女性には、月に一度生理が訪れますが、みなさんはこの期間中、どのように過ごしていますか？　この期間の過ごし方によって、子宮や卵巣の状態が変わるため、次の生理のあり方が決まると、アーユルヴェーダではいわれています。

まず大切なのが、ヴァータを乱さないこと。それは、忙しくしすぎないこと、心を乱さないように気をつけることです。ヴァータが乱れると、生理不順や生理の症状が重くなるので注意が必要です。職場で生理休暇が使えるなら、ぜひ使ってください。生理期間中、たくさんの人と会ったり、ストレスにさらされたりすることで、ヴァータは乱れやすくなってしまいます。また、脂っこいもの、添加物の多いもの、レンジでチンした食事、お酒やタバコなども控えましょう。

生理のときの不調を抑えようと、鎮痛剤を飲んでやりすごしている女性もいるようですが、あれだけ出血しているのですから、身体にはものすごい変化が起きているわけですよね。それなのに、今の女性たちは仕事も家庭もプライベートも忙しいので、「動けるなら動いちゃえ！」となりがちです。

生理期間中に関しては、動けるか、動けないかではなく、動いてはいけないから動かないと意識することが大切です。自然の摂理に従って、動物的な感覚で自分の身体をいたわってあげてほしいと思います。

男性と違い、女性には生理もあるし、妊娠・出産もあるので、常に男性と同じように動くというのは無理なのです。社会における女性進出は素晴らしいことですが、それと生理中の過ごし方の問題は、切り離したほうがいいのです。

生理中だからといって仕事を休むのはたいへんだけど……

仕事が忙しくて、生理中でもいつもと同じように働かなくてはいけない。そんな環境にいる方は、自分の中のマイルールづくりからはじめてはいかがでしょうか。「私は将来子どもがほしいから、なるべくこの期間は身体を休ませてもらおう」と、自分の中で決めてしまうのです。生理期間以外はきっちり仕事をこなし、生理前後は微調整するような形を自分からつくってみましょう。

会社や同僚、上司に対してそれをいちいち言う必要はありません。まずは自分の中で折り合いがつくやり方を見つけることが大事です。それが毎月のこととなれば、まわりも「そういうものだ」と受け入れていくのではないでしょうか。自分の身体は自分で守っていかなくてはいけないので、トライする価値はあると思います。

どうしても休めない場合は、仕事を終えたら飲みに出たりせず、早く家に帰ってゆっくり過ごしましょう。消化にいいものを意識して食べ、お風呂では湯船につかって身体を温め、十分な睡眠をとるといった方法でもいいでしょう。

それと同時に、自分の食事を見直しましょう。ヴァータが乱れると、おならが出やすい、耳鳴りやめまいがする、目が痙攣《けいれん》する、眠りが浅いといった症状が出はじめ、生理不順などのトラブルも起こしやすくなります。冷性・乾燥性の食物（パン・コーヒー・生野菜など）は控え、甘・酸・塩のものや油、温かい質のものを食べてバランスを取ってください。

「7つのダートゥ」（123ページ）で考えると、生理の血は体液からつくられます。食べ物を食べてすぐ次に変換されるのが体液で、その副構成要素が生理の血です。そのため、食べているものが極端に少なかったり、脂っこいものが多かったりすると、栄養の流れが詰まって体液がつくれなかったり、体液はつくれたとしても次の生理の血が作れなかったりするのです。食べ物は足りなさすぎても重すぎてもダメ。米、野菜、果物など、消化に負担のないものをアーユルヴェーダでは「サットヴァ質」（純質）というのですが、こうしたものを意識的に食べるよう心がけてください。

少しでも身体と向き合い、どんな食材がよいのか、意識して食事をとることが大事なので、最初から完璧にできなくても大丈夫です。

ちなみにピッタ体質の人は体内の燃焼力が高いので、肉やラーメンを食べてもなんとか消化できるのです。ところがヴァータやカパ体質の人はもともとの燃焼力が弱いので、食べると胃にもたれたり、未消化になってアーマになります。そういうときは、食べたらすぐにモリンガを飲んで、消化の流れが詰まらないようにしましょう。もしくは、食前に白湯に生姜《しょうが》を入れたものを飲み、自分の消化力を一度高めてから食べるという方法もおすすめです。

また、特定のものを、どうしても食べたい！　と欲するときは、心身がバランスを崩しているサインです。たとえば、お酒が飲みたい、辛いものなどの刺激物、肉が食べたいときは、ラジャス（攻撃的）といって、身体の中でピッタが高い状態ととらえます。こうした場合、まずは自分のバランスが崩れていることに気づき、それを改善するための方法を毎日の生活に取り入れることが大切です。

Q18 妊活中におすすめの食生活を教えてください！

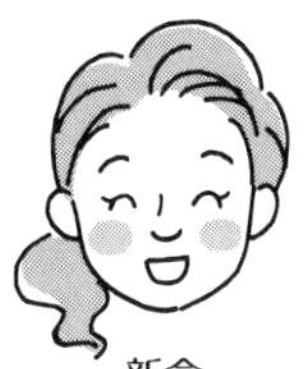

新倉

アーユルヴェーダにおける生理学には、身体を構成する7つの要素「ダートゥ」があります。食べ物を食べると、その栄養素が身体中にいき渡るのですが、「体液、血漿《けっしょう》」→「血液」→「筋肉組織」→「脂肪組織」→「骨組織」→「骨髄組織、神経組織」→「生殖組織」と、7つの段階を経て、各組織に栄養が届くといわれています（123ページ）。妊娠に関係する生殖組織は最後になるので、激しいダイエットをしたり、肉食や添加物の多い食事ばかりとったりしていると、途中で流れが止まったり、詰まったりして、最後まで栄養がいき渡らなくなることもあるのです。

逆をいえば、骨髄組織まで栄養をいき渡らせることができれば、もう1人の人間を自分の子宮内で育むことが可能という考えになります。そのため、妊活に向けた身体づくりにおいては、まずは栄養素が身体のすみずみまで、きちんといき渡るような食事を心がけることが大事になるのです。

お肉やコンビニ弁当、脂っこいものを食べたりするのは、たまにならいいのですが、そうした食事が日常になっている人は、見直す必要があります。体内に取り込んだ食べ物を消化する働きを「アグニ」といいますが、これを活性させて、次の段階に栄養素をまわせるように変換させる必要があるのです。

その場合、肉やコンビニ弁当、脂っこいものなどが多いと、栄養が足りなかったり、消化に時間がかかったりして、生殖器官まで栄養が届きづらくなってしまいます。アーユルヴェーダでは、妊娠を望むなら、なるべく消化に時間のかからないものがよいとされ、消化力を保つため、食前に白湯に生姜を入れて飲むこともあります。

妊活の妙薬ともいえるサフランとシャタバリ

消化に時間のかからないものというと、日本の場合はお米です。米はサットヴァ質

（純質）の食べ物なので、糖尿病などの持病をお持ちの方以外は、ぜひ取り入れてほしいもの。基本的に米は短時間でエネルギーになり、肉は消化に時間がかかるといわれています。

そのほかのおすすめは、つくって3時間以内のもの、牛乳、ナッツ類、デーツ、新鮮な野菜、果物、豆類、ギー（141ページ）、バター、ハーブ類、新鮮な水など、サットヴァ質のものは妊娠力を高めます。

また、妊活の妙薬としておすすめなのは、サフランとシャタバリです。最近、サフランは大きなスーパーのスパイス売り場などにもありますが、これは女性ホルモンを整える作用があります。米と一緒に炊いてサフランライスにしたり、ブイヤベースなどスープ類に入れたりするとよいでしょう。

そのほか、サフランミルクもおすすめです。ホットミルクにサフランを入れ、少し冷ましてからマヌカハニーを入れるだけで、質のよい妊活ドリンクになります。シャタバリはアスパラ科の植物の根っこで、これも女性ホルモンを整えるハーブになります。アーユルヴェーダでは薬という感覚で使用することが多々あります。

昔の日本人の食事は、一汁三菜が基本で、消化によいものが中心の和食でした。そう考えると、昔の人のほうが妊娠しやすい環境だったともいえるのです。昔は今の時代と比べると、専業主婦として家庭を守るお母さんが多く、仕事をバリバリして「心身ともに燃えています！」という女性が少なかったと思います。その上、コンビニ弁当や冷凍食品もなかったですし。

7要素の「ダートゥ」を経て、生殖器官にもしっかり栄養がいき渡る生活だったので、女性の身体自体がしっかりしていたと思うんです。ところが現代の女性たちは、食生活が大きく変化したため、身体の土台が崩れはじめています。栄養素というのは、足りなくても、多すぎてもダメなのです。

朝食のパン、コーヒー、生野菜はヴァータを乱します

また、現代女性の中には、朝食は必ずパン、コーヒー、生野菜という人も多いでしょう。これらはすべて冷性・乾燥性なので、ヴァータを乱します。女性に多い冷え性、生理不順などをはじめとする女性器系疾患は、ヴァータの乱れからくるものがほ

7つのダートゥ

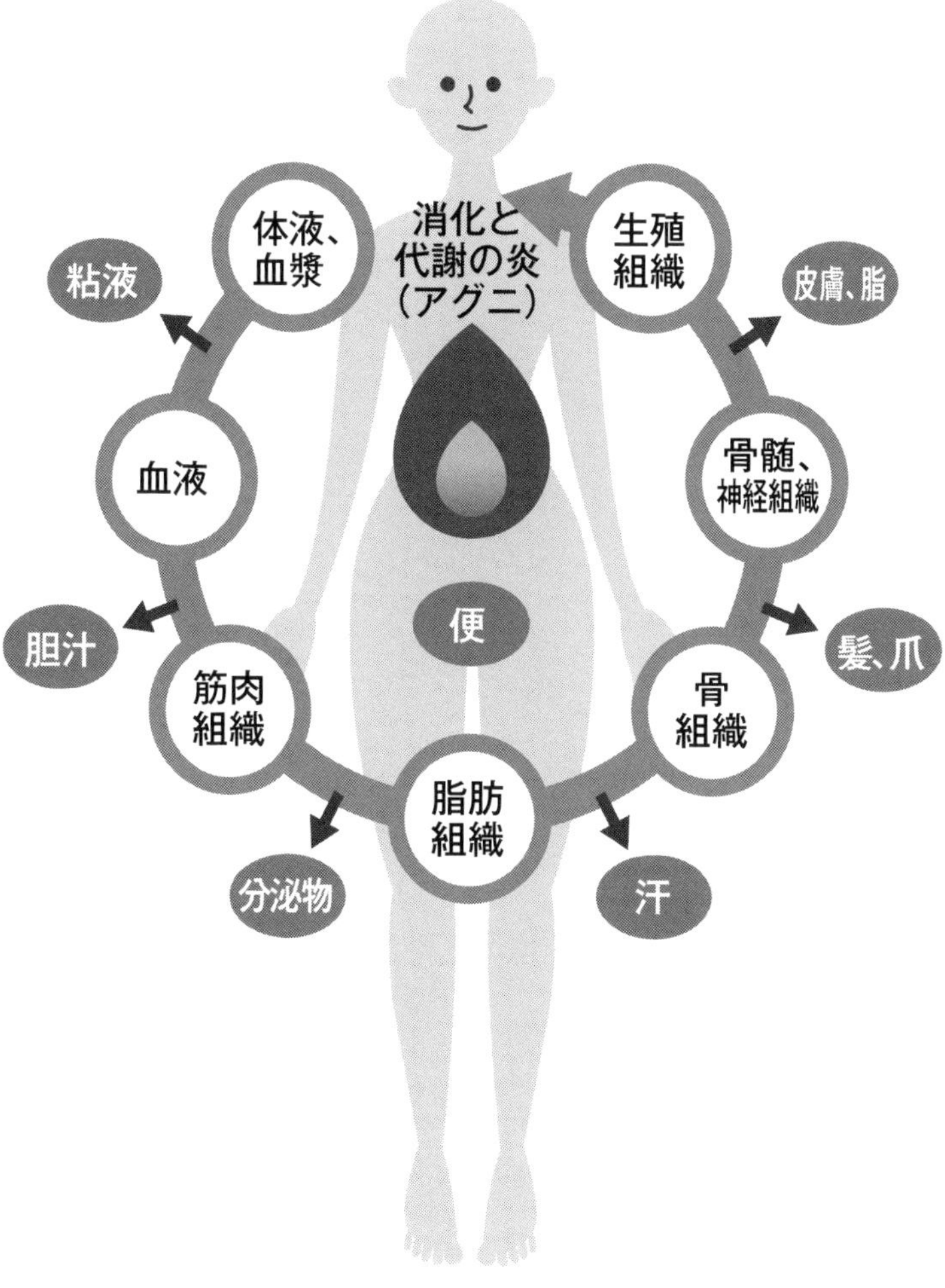
消化と
代謝の炎
(アグニ)
体液、
血漿
粘液
血液
胆汁
筋肉
組織
分泌物
脂肪
組織
便
汗
骨
組織
髪、爪
骨髄、
神経組織
皮膚、脂
生殖
組織

とんどなので、ヴァータを乱す食事にはとくに注意してほしいのです。妊活中は「ふだん何を食べているか？」ということから、見直してみてください。

なお、食事の量の目安は朝3：昼5：夜2。基本的に、太陽が上がっているうちに食べます。太陽が沈んでしまったら、スープやおかゆなど、とにかく消化にいいものだけとりましょう。消化力の高さは太陽の動きと連動しているので、こちらもぜひ意識してみてくださいね。

Q19 妊活中におすすめの運動を教えてください

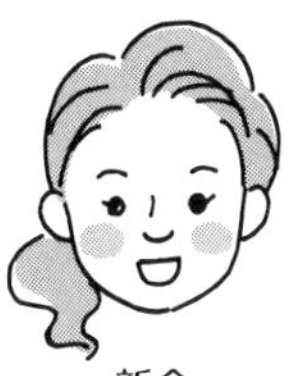

新倉

鼻呼吸で続けられる運動が適しています。なかでもおすすめは、広い場所で自然の気を感じられるヨガ、太極拳、気功、ハイキングやウォーキングです。妊娠というのは、自分以外の人間を体内につくるわけですから、よい気がたくさん必要になります。ヨガや太極拳、気功はたくさんの気を体内に入れる動きで行いますし、ハイキングやウォーキングも自然界からの気をもらうことができます。

ただし、鼻呼吸で続けられない（＝運動量が多い）運動をすると、逆にバランスを乱してしまうので、妊活中の場合、激しい運動は控えたほうがよいでしょう。

Q20

妊娠に適した性行為の時間帯というのはあるのでしょうか

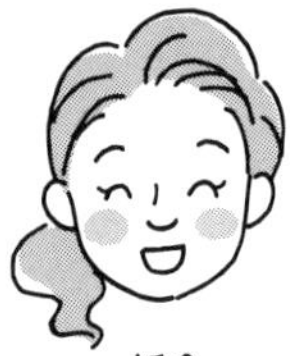

新倉

心身ともにリラックスしやすいカパの時間帯（18～22時）がおすすめです。インドでは妊活中の人はこの時間帯に性行為をするようにして、その前に男女とも自分のカパの質を高めるために、砂糖水を飲むようにしています。このときにホーリーバジルやクワンソウ、サフランをブレンドした、ヴァータを整えるハーブティーを飲んでもよいでしょう。

Q21 妊活について夫が協力的ではないので困っています

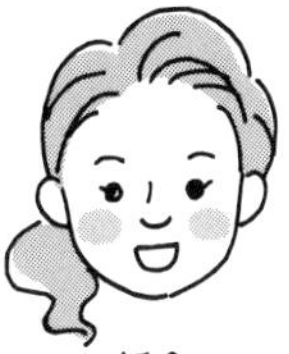

新倉

妊活には旦那さんの協力も必要ですよね。こうした話し合いの時間に向いているのが早朝です。この時間はサットヴァの時間帯といわれ、誰もが純質な心で、お互いの気持ちを素直に話しやすくなるのです。朝の空気がきれいな時間に2人で散歩をしながら、話をしてみてはいかがでしょうか。

逆に炎上しやすいのはピッタの時間帯である22〜26時。お互い感情的にならないように注意しましょう。旦那さんの体質別でアプローチの仕方が異なるため、次のようなところに気をつけて話し合ってみてください。

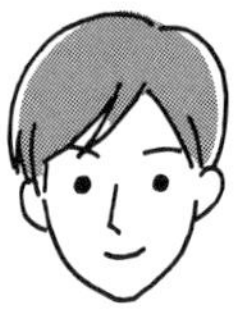

ヴァータ男子

本質的に自由が好きなタイプなので「育児は楽しいものだから、一緒に楽しもう」という感じで巻き込んでいくのがおすすめです。楽しさを前面に出しながら、子どもがいる生活のメリットをアピールするとよいでしょう。

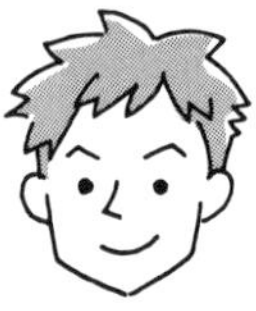

ピッタ男子

無計画に物事を進めるのが苦手なので、「なぜ、子どもがほしいの？」と聞かれたら「親として人間的な成長ができると思うの」など、旦那さんが大事にしている理想像に見合った形で、理論的なアプローチを心がけてください。

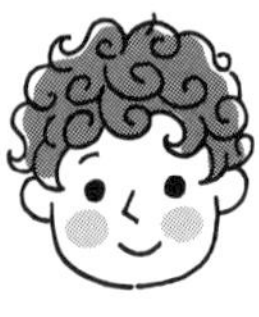

カパ男子

基本的にめんどくさがりですが、家族を大切にしたい思いが強いので「手間がかかることは私がやるから、あなたにはこういうことをお願いしたい」などとアプローチするとスムーズにいくでしょう。

Q22 高齢なので出産を考えると不安があります

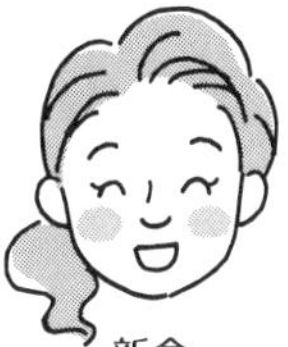

新倉

出産年齢が上がりつつある昨今ですが、生殖機能をいつまでも元気に保つよう、ヘルシーエイジングを心がけ、なるべく早く妊活できるような環境を整えていくことが大切です。

うちのサロンやクリニックにいらっしゃるお客様の中には、すぐホルモン治療に移りたいという人もいますが、併せて考えてほしいのが、まずは自分の身体と向き合い、土台を整えることが大事なのです。

いつまでも生殖器官を元気に保つ準備となると、やはり日々口にする食べ物が重要になります。お酒やお肉は極力控えましょう。それと同時に動きすぎ、疲れすぎ、睡眠時間が短すぎなどの生活を改め、ヴァータを乱さないようにしてください。ヴァータが乱れると、生理不順など生殖器官に問題が出やすくなってしまうからです。
もう1つ大事なのは、生理期間中はなるべく休むこと。この期間の過ごし方が、次の生理、もしくは妊娠を決めます。妊活しようと思ったら、生理期間中はできるだけおとなしく過ごすように工夫しましょう。たとえば、予定は必要最低限のことだけにして、なるべく人とは会わないようにする。仕事をしている女性が多いので、会社に行くのは仕方ないとしても、仕事が終わったらすぐ帰るなどして、自分の身体を大切に扱ってください。自分の体質に合わせた精油をブレンドしたオイルで、マッサージするのもおすすめです。(191ページ)
高齢出産になるなら、余計にそうした意識が必要になります。何を食べているか、ちゃんと休んでいるか、ヴァータを乱していないかなど、自分の生活を見直し、妊娠に向けた身体の土台をしっかりつくっていきましょう。そうすれば、たとえ高齢出産だとしても、「自分はやるべきことをやっているのだから大丈夫」という自信につながっていくはずです。

夢をかなえるアーユルヴェーダ

子どもがほしい！

妊活中は不安や期待でメンタルが揺れ動くときでもあります。そんな自分の内面を穏やかに保ちたいときは、サットヴァ質（純質）の食べ物をとること。なかでも、精神を整える「トゥルシー（ホーリーバジル）」がおすすめです。これはストレスキラーともいわれるハーブで、精神をリラックスした状態に導いてくれます。

精神面で意識したいのは「マインドフルネス」。感情のキャッチ&リリースですね。不安が出てきたとしても、すぐに手放します。たとえば、何かに手をぶつけたら、誰でも反射的に「痛い！」と思います。でも、そこで「なぜ、ぶつけたのだろう」「またぶつけたら、どうしよう」などと考えはじめると、手放せなくなってしまいます。

そうならないために、反射的に「痛い！」と感じたら、まずは「痛かったね」と認識して、「はい、次！」と意識を切り替えます。余計な考えを派生させないということですね。

人から何か言われた場合でも、「あんなこと言われて嫌だったな」と思うことはあるかもしれませんが、常に自分に非があるわけではありません。相手の体調が悪かった、たまたま仕事のトラブルを抱えてイライラしていたという可能性もあるからです。

そこで「なぜ、あんなことを言ったんだろう」「また言われたらどうしよう」など、もんもんと考えていても仕方がありません。言われてしまったら「ああ、言われちゃったな」と感じて、その後すぐに「はい、次！」と手放してください。

３つのドーシャの中でも、ヴァータ体質の人は、最悪のリスクを想定して動く傾向があります。そのようなリスク管理能力は素晴らしいのですが、度がすぎると自分が疲れるだけです。基本的に「想定した最悪の出来事の8割は起きない」といわれています。起きていないことをあれこれ心配するより、「起きてから考えよう」というくらい余裕のあるメンタリティでもいいと思うのです。

妊活中の場合だと、「次も生理がきてしまったらどうしよう」ではなく、「次に生理がきたら、またそのときに考えよう」くらいに思っていた方が、穏やかなメンタルを保てると思います。

メンタルが少し乱れているなと感じたら、「今・ここ・自分」に意識を向けるマインドフルネスを思い出し、ぜひ試してみてください。

インドの
神様

子宝の神
シヴァ

ヒンドゥー教における最高神の1人で、破壊と再生の神様です。世界の破壊を司《つかさど》るハラ（破壊者）の面と、人々に恩恵を授けるシャンカラ（吉祥《きっしょう》なる者）、マハーデーヴァ（偉大なる神）という2つ側面を持ち、ヒンドゥー教において広く崇拝されています。シヴァには子宝、厄除《やくよ》けなどの力もあるとされているので、妊活に臨む人たちの、心強い味方となってくれるはずです。

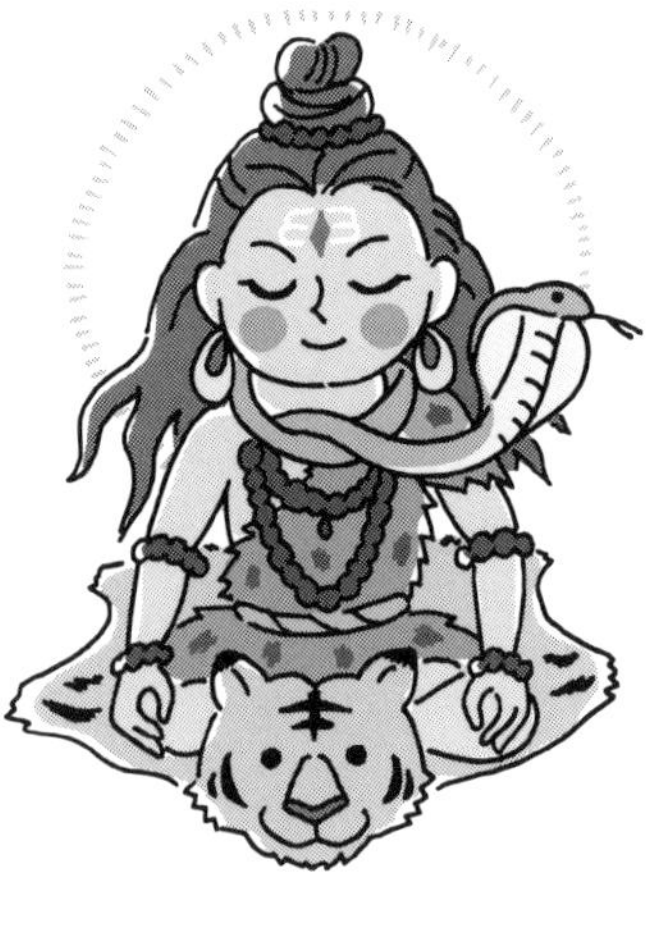

第4章

出産編

産前産後を無事に乗り越え、穏やかに
育児を楽しめる心と身体をつくる

アーユルヴェーダ的出産の考え方

アーユルヴェーダで人の体質をみるとき、ヴァータ、ピッタ、カパという3つのタイプに分けて考えますが、すべての人はこの3つの質を兼ね備えています。そして、妊娠すると、すべての女性は自身の中のヴァータのエネルギーが乱れやすくなります。そのため、いつもなら気にしないことが気になったり、不安になったり、イライラしたり、ちょっとしたことで涙が出てきたりと、精神状態が不安定になりがちです。

生理中もヴァータが乱れた状態になりますが、妊娠から出産にかけては、自分の身体にもう1人の人間をつくりだして生み出すという、非常に大きな変化を遂げることになるので、生理に比べて心身への負担が大きく、その影響をダイレクトに受けることになります。

日本ではこの時期の精神的な不調に対し、マタニティブルー、産後うつ、育児ノイローゼなどの言葉がありますが、アーユルヴェーダではこれらすべてを「ヴァータが乱れた状態」とみなします。

この状態を穏やかに保つか、さらに乱してしまうかは、本人のライフスタイルや、ものの考え方によるところが大きいといえます。第一にいえることは、妊娠中はお母さん自身の心と身体を安定させること。産休ギリギリまで働く人も増えていますが、できればこの時期は、ゆったりとした気分で毎日を過ごしてほしいところです。

出産後はお母さん自身のオージャス（生命力エネルギー）を使い果たした状態になります。サットヴァ質で消化に負担の少ない食材を積極的にとるなどして、身体や心の状態を整えることが大切です。

本章では、忙しい日々を送るお母さんたちでも、心地よくマタニティライフおよび出産時期を過ごせる方法を紹介します。毎日の過ごし方や食生活のあり方など、できるところから実践して、赤ちゃん、そしてお母さん自身の心と身体にやさしい出産を迎えましょう。

Q23 心と身体にやさしいマタニティライフの過ごし方を教えてください

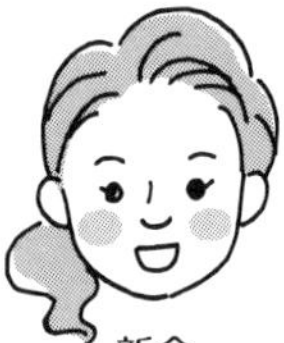

新倉

自分の体質とは関係なく、妊娠中はヴァータの質が乱れやすいため、それを整える生活を心がけましょう。そして出産時には、お母さんが子どもに免疫力をつけてあげないといけないので、まずお母さん自身の免疫力を高めておくこと。

そのために、妊娠中は心によい時間帯である早朝、日の出とともに起きて活動するのがおすすめです。働く女性たちの間で流行っている朝活は、サットヴァの精神を非常に高めます。また、お母さんのオージャスを高める食材は、米、新鮮野菜や果物、ナッツ類、ごま、牛乳、デーツ、ギー（141ページ参照）など。これらを意識的にとり、お母さん自身の免疫力を高めておくと、赤ちゃんにもスムーズに免疫が流れ、心身ともに充実したマタニティライフを過ごすことができます。

妊娠線予防に役立つセルフケア

おなかの中で赤ちゃんが育ち、お母さんのおなかは急激に大きくなります。妊娠線は皮膚が伸びて割け、炎症が起きるためにできてしまいます。妊娠線を予防するには、ターメリックオイル（143ページ）がおすすめです。

ターメリックは天然の抗炎症剤なので、妊娠線ができやすいおなかや太ももなどにこれを塗っておくと、非常に効果的です。簡易版なら家庭でも簡単につくることができるので、ぜひ取り入れてみてください。

妊娠線予防にはギーもおすすめです。ギーは免疫力を高める食材でもあるので、食べてもいいですし、身体に塗ってもいいと一石二鳥。こちらも家庭でもできる簡易的な作り方があるので、ぜひ活用してみてください。

出来上がったギーは、食べてもコレステロール値が上がりにくく、もっとも消化にやさしい油に変わります。不思議なことにバターよりも甘い味わいがするんですよ。

時間が経つと固まってしまいますが、ホットミルクに入れてもいいでしょう。ボディオイルとして使う場合は湯煎にかけてから使います。一度つくったギーは直火にかけると成分が変化するので、溶かす際は必ず湯煎でゆっくり溶かしてください。

オイルマッサージは出産後のトラブル予防にも

リラックス効果を高めたり、妊娠中の体調を整えたりしたい方には、太白ごま油がおすすめです。

太白ごま油には骨や歯を強くし、産後の抜け毛を予防する働きがあります。出産したら髪が抜けたり、歯が弱くなったり……というお母さんの声をよく聞きます。これは、赤ちゃんに自分の栄養をわけ与えた結果、自分の栄養素が足りなくなってしまったからなのです。出産前からこうしたオイルを意識的にとっておくと、骨が強くなり、産後のトラブルも防ぐことができます。太白ごま油を使う際は、自宅でキュアリングしてから使いましょう。

また、ヴァータが乱れやすい妊娠・出産時には、ヴァータを整えるオイルが役立ち

ギーの作り方

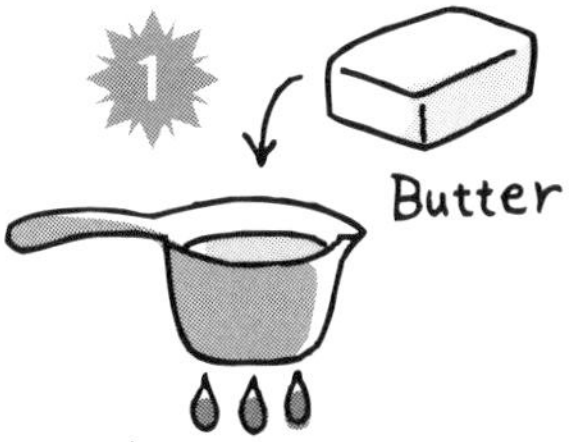

無塩バターを
弱火にかける

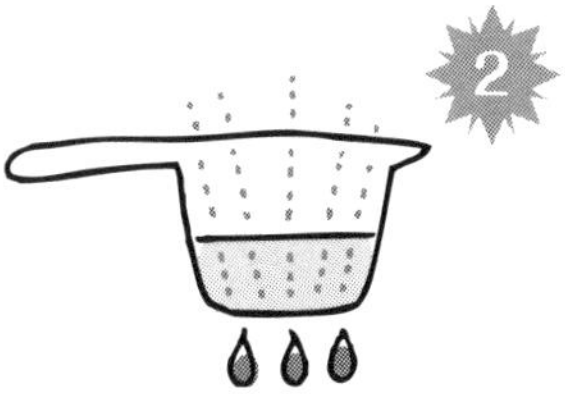

煮立ち、そのままにしておく
大きな泡同士がくっつき、霧状の泡
が上がったら火を止める

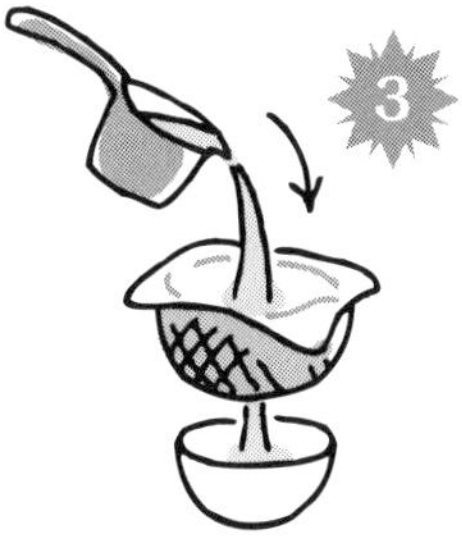

こす（白い泡、茶色いカスを除く）

太白ごま油のキュアリング法

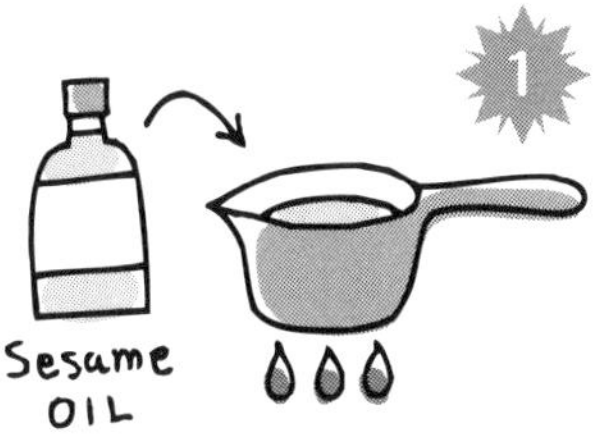

ごま油を１００度に熱する

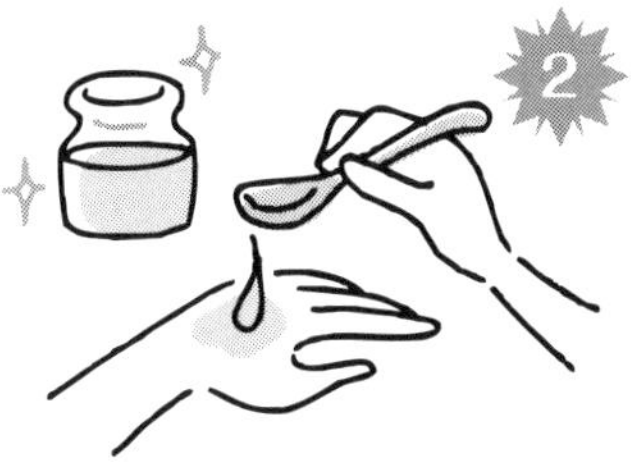

冷まして使う

ます。植物オイルにラベンダーやオレンジなど、ヴァータを下げる香りをブレンドすると、不足しがちな油脂分を補い、全身の肌をしっとりと柔らかく保ちます。アロマの香りも同時に楽しみながらケアすることができます。

これらのオイルを腹部に塗る場合、「の」の字を描くように行うとよいでしょう。妊娠中は便秘にもなりやすいので、S字結腸を意識して行ってください。マッサージを通じてオイルが経皮吸収されるというのも、お母さんの身体にはとてもいいのです。妊娠中にヴァータが乱れると、腸管も便も乾燥が激しくなるため、便秘になりがちです。でも、オイルを経皮吸収することで、腸管に弾力が出て、便にも油分が含まれるので排泄されやすくなります。

ターメリックオイル

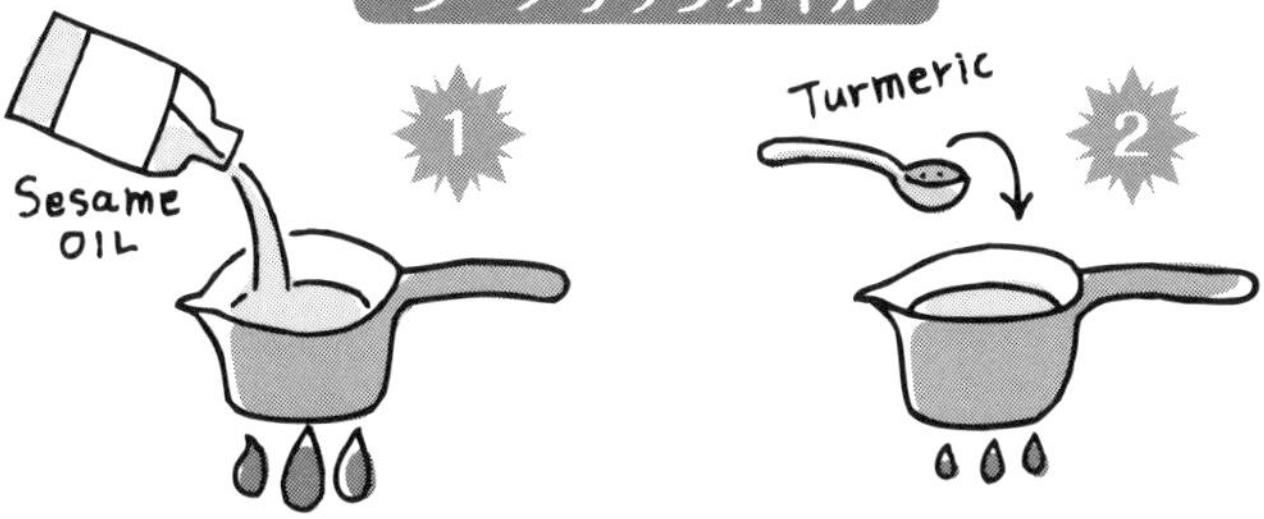

火にかけ、ごま油を１００度に熱して冷ます

弱火にかけたごま油の鍋にターメリック小さじ１加える

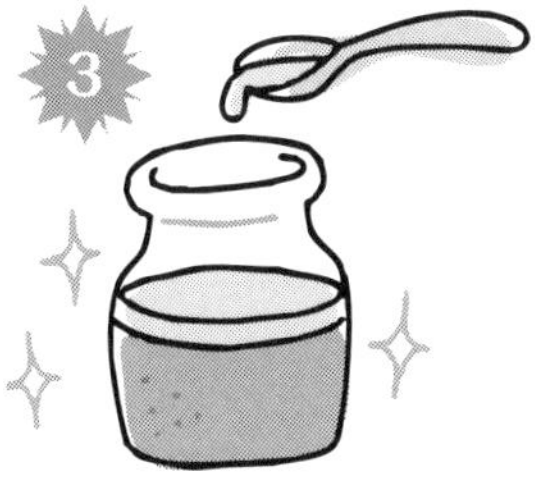

３日後から上澄みを使う

妊娠線予防のマッサージ

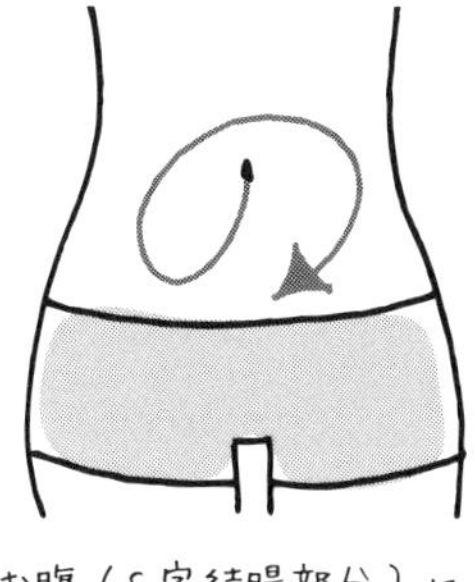

お腹（Ｓ字結腸部分）に、「の」字を描く

忙しいお母さんにおすすめのハーブティー

出産に向けて、ゆったりと過ごしてほしいところですが、産休ギリギリまで働くという方もいらっしゃると思います。忙しくてなかなかオイルケアが難しいという場合は、心身の緊張を解きほぐすハーブティーがおすすめです。

妊娠から出産にかけてはヴァータが乱れるため、不眠などに悩まされる人も増えます。ストレスケアになるトゥルシー（ホーリーバジル）や睡眠効果があるといわれるクワンソウというハーブ、サフランなどをブレンドしたお茶を飲むと、ゆったりとした気持ちで眠りにつけるようになります。イライラしたり、情緒不安定になったりというケアにも役立つので、ぜひ試してみてください。

Q24
胎教によいことって、どんなことですか？

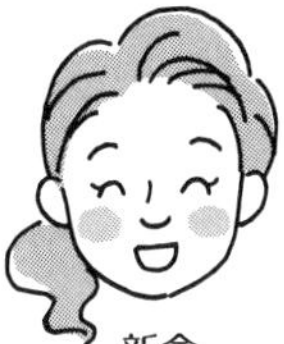

新倉

お母さんの心身を安定させることが、一番の胎教といえます。もう1ついうなら、夫婦ゲンカは避けること。ケンカをすると、ヴァータもピッタも乱れるので注意しましょう。お母さんの幸福感がおなかの赤ちゃんへの滋養になります。それぞれの体質別に、穏やかな気持ちをつくる五感の活用法を紹介します。

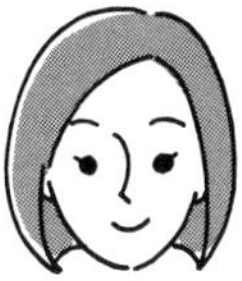

ヴァータ

聴覚から影響を受けやすいので、波の音や川のせせらぎなどの自然音、クラシックなどがおすすめです。通勤時間や夜寝る前などにこうした音楽を聞いて気持ちを落ち着けるとよいでしょう。大きな声の人の近くや大きな音がする場所にいると気持ちが乱れやすいので、なるべく静かな場所にいるよう心がけてください。

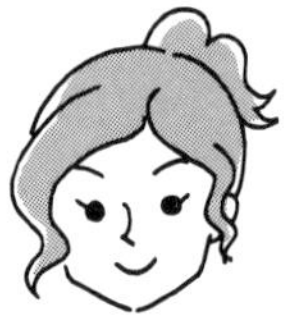

ピッタ

視覚との関連があるため、目から入る情報で体調が大きく変化することもあります。ピッタ体質の人は赤や黒を好む傾向がありますが、妊娠中は刺激的な色を避け、ブルー系もしくはグリーン系のものを身近に置きましょう。そうすることで、自然と心身が落ち着いてきます。

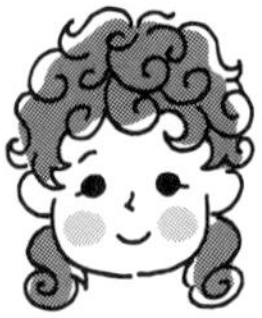

カパ

嗅覚からの影響が強く、匂いなどで体調が左右されやすいところがあります。家で好きな香りのアロマを焚いたり、外出時にはアロマオイルをハンカチに1滴たらして持ち歩いたりするのがおすすめです。基本的に停滞しやすい傾向があるので、香りはシトラス系やミント系など、心身をシャキッとさせるものがよいでしょう。

Q25 マタニティブルーの解消方法はありますか？

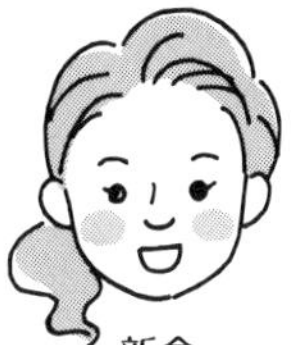

新倉

生理中、妊娠中、出産後はヴァータが乱れた状態になるので、情緒不安定になる、眠れない、足がつりやすい、肩が凝るなどの症状が起きやすくなります。下から排出するという行為は、ものすごくヴァータを乱します。妊娠は身体への負担、期間とも、生理に比べ、はるかに上回ります。その分、妊娠中や出産後はノイローゼのような雰囲気になりやすいともいえるのです。

ただ、アーユルヴェーダには、マタニティブルーや育児ノイローゼという言葉はなく、いずれも「ヴァータの乱れが大きい状態」という見方をします。妊娠中のお母さんの状況は、生まれてくる子どもの体質を決めるのに大きな影響を与えるため、お母さんの心身を安定させるためにも、ヴァータを整える方法が役立ちます。

妊娠中や産後は消化に負担のかからない食材や呼吸法を取り入れ、メンタルの不調を緩和させましょう。食事は甘・酸・塩を中心にとること。神経系を穏やかにし、便秘やむくみの解消にも役立つドライレーズンもおすすめの食材です。眠る前には牛乳にギーと刻んだナツメグを入れて温めたものをとると、ぐっすり眠れます。

呼吸が浅くなる人も多いので、意識して月呼吸（45ページ）や深呼吸を行ってください。鼻から吸って吐いてという深い呼吸を意識して行うと、ヴァータの乱れが整いやすくなります。呼吸をしながら体全体を動かすヨガもおすすめです。

Q26 赤ちゃんが逆子になった場合、セルフケアで治せますか？

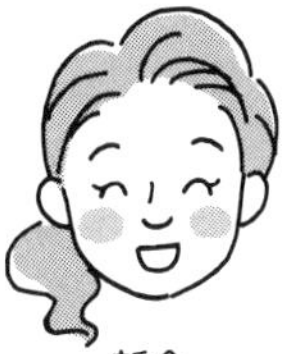
新倉

アーユルヴェーダでは、逆子は赤ちゃんの自己承認欲求という見方をすることがあります。お母さんが忙しかったり、出産間近になったりすると、赤ちゃんは臓器の一部のような感覚になってしまうことがあります。でも、赤ちゃんはいつもお母さんの意識を感じているので、それが自分からそれてしまったと感じると、気持ちを振り向かせるために逆子になるといわれています。逆子になってしまったら、赤ちゃんの存在に意識を向けるよう、ゆったり過ごす時間を取ったり、おなかをさすったり、話しかけたりするようにすすめています。

Q27

母乳とミルク、どちらがいいの？

アーユルヴェーダ的な観点からいうと、母乳になります。生まれたての赤ちゃんは食べられるものが何もないのですが、母乳は唯一口にでき、自身の免疫力をつける源となります。ですから、母乳が出ている間はあげるようにといわれています。

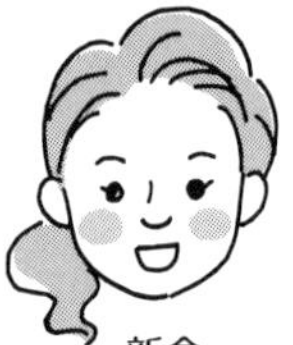
新倉

面白いことに、よい母乳の見分け方というのもあるんですよ。水中に自分の母乳を少しだけ垂らしたとき、水にさっと溶ける母乳が一番いいとされています。水になじまず分離している状態なら脂が多いということ。沈んでいたら甘いもののとりすぎということになります。

Q28 産後のダイエットはどのように行えばいいですか？

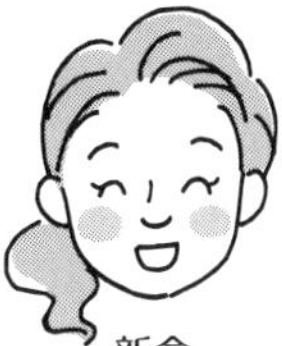
新倉

なるべく早くスタイルを戻したいという気持ちはわかるのですが、産後に急激なダイエットはおすすめしません。なぜなら栄養素が体内に入らず、７つの構成要素（123ページ）の転換がスムーズにいかなくなり、母乳が出ない、生理が戻らない、歯が弱くなる、髪が抜けてしまうなどといったことが起きやすくなるからです。

骨を形成するプロセスで発生する老廃物が髪の毛になるわけですが、骨は5番目の消化になります。消化によいものを食べていないと骨にまで栄養が行き渡らず、髪の毛が抜けてしまう、歯が弱くなるということが起きるのです。オージャス（生命エネルギー）を使い果たして出産したのに、それを回復させる適切な食事をとらなければ、エネルギーは枯渇したままになってしまいます。ダイエットよりも、まずは身体をきちんと立て直すことを目指しましょう。

オージャスになりやすい、つまり、免疫力を高める食材としておすすめなのが、炊きたてのお米、牛乳、新鮮野菜や果物、ギー（141ページ）、生ハチミツ（マヌカハニーなど）、ナツメ、ごま、ココナッツ、アーモンドなどです。これらはすぐに免疫力に転換されます。

また、母乳をあげていれば体重も自然に落ちていくとはいえ、出産後は消化力も非常に弱くなっているので、脂っこいものや肉料理など消化に悪い食べ物を食べていると、体重はなかなか落ちません。そうした場合、消化を助ける薬草として役立つのがモリンガです。

カルシウムも多いので抜け毛や便秘予防にもなり、出産後の体重コントロールにはうってつけのハーブといえます。食事に気をつけても体重が落ちないときは、こちらも試してみてください。

Q29 思うように育てられず、ノイローゼになりそう……

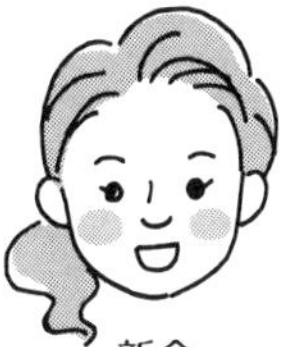
新倉

産後もヴァータが乱れます。ヴァータは空と風のエネルギーですから、フワフワして基本的に不安定要素が高い。そのため、泣きやすくなったり、過剰反応したり、不安定な精神状態というのが顕著に現れるのです。いつもは笑って流せるようなことがいちいち引っかかり、クヨクヨ考え込むことが増える人もいるでしょう。

でも、アーユルヴェーダのドクターに診てもらうと、育児ノイローゼという言葉は一切使わず「ヴァータが乱れていますね」という診断をします。「なぜ、うまく育てられないのだろう」ともんもんとするより、「今はヴァータが乱れているから過剰に反応しているだけ。大丈夫」と、自分の状況を理解することが大切になります。

また、「ほかの人が抱っこしても平気なのに、私が抱っこするとすぐ泣いてしまう」と悩むお母さんもいますが、お母さんというのは、赤ちゃんにとって唯一甘えられる存在です。だからこそ、お母さんが抱っこすると泣くことがあるのです。

大人だって、家族にはいろいろと愚痴や文句を言うけれど、外に出ると違うじゃないですか。それと同じで、赤ちゃんもあまりなじみのない人に抱っこされると、よそ行きの顔をして泣かないということもあるのです。そして、唯一甘えられる人だからこそ、お母さんのところで赤ちゃんは泣く。そういう考え方もあると思うのです。

ベビーマッサージのクラスなどでは、お母さんに抱っこされて赤ちゃんが泣いたりすると、「心を許してくれている」という意味を込めて、「よかったね。泣いてくれたね」と言葉をかけることもあるくらいなんですよ。最初から完璧なお母さんを目指さなくて大丈夫。どんなお母さんも、赤ちゃんにとっては世界で一番甘えられる人なのですから。

Q30 子育てで疲労困憊《こんぱい》。体力をつける方法はありますか？

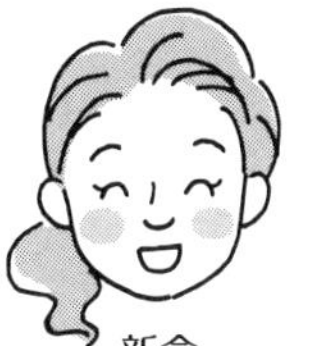
新倉

この場合はお母さんのオージャス（生命エネルギー）を満たすことが先決です。産後はヴァータが非常に乱れるのですが、最近は食事について誤解されている場合もあるようです。たとえば、産後にフレンチやイタリアンのフルコースが出てくる病院があったり、とにかく肉を食べて精をつけろという声があったり……。

一方、アーユルヴェーダの生理学の考え方には、食べ物を食べてから免疫になるまで7つの構成要素（123ページ）というものがあります。体液になって血液になって、骨になり脂肪になり、骨髄《こつずい》になって最後に免疫力になるという順序があるのです。

この流れをスムーズにするため、消化にやさしい一汁三菜の和食のような、昔ながらの食事がよいとされているのです。

アーユルヴェーダの考え方だと、産後は消化力が弱くなっているので、消化に時間がかかる肉料理などを食べると、次の構成要素に変換し、7つの構成要素の最後の免疫にたどり着くまでに時間がかかってしまうというとらえ方をします。

昔は一汁三菜といって、おかゆとお味噌汁と漬物くらいでした。産後は消化力も落ちているので、これくらい質素な料理で十分だったのです。母乳がなかなか出ない、いつまでも生理が戻らないというお母さんなども、食事の乱れからきていることが多いです。とくに肉や消化に悪いものをよく食べる人は注意してください。これらを食べすぎると乳腺が詰まりやすくなります。母乳は体液の副構成要素になるのですが、消化が追いつかなくて体液自体がつくられないと母乳も出なくなってしまいます。産後、どのようなものを食べるのか、とくに気をつけてほしいと思います。

また、産後にヴァータが乱れたままだと子宮にも影響を与えます。それが原因で、なかなか2人目ができないということもあります。そのため、インドでは産後、お母さん自身のアヴィヤンガ(全身オイルトリートメント)をひんぱんに行います。ヴァー

セルフマッサージ

※オイルを塗って行う

おなかのマッサージ

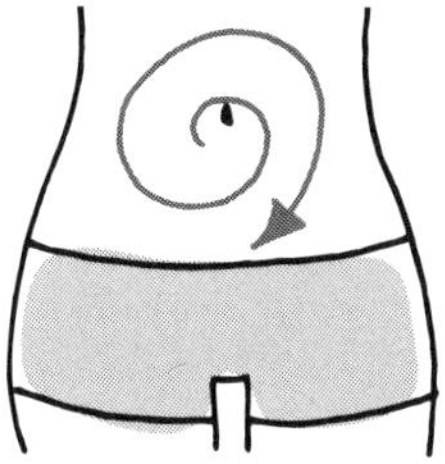

頭のマッサージ

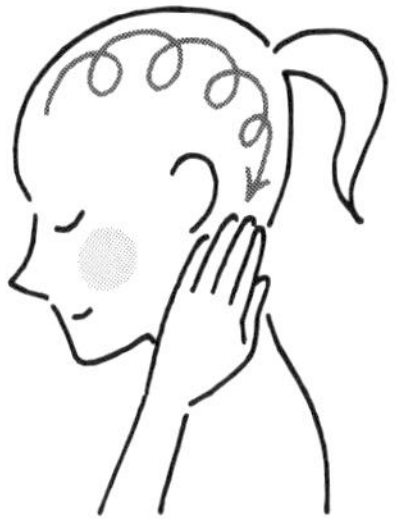

髪の生え際、側頭部、首までを、
手でクルクルとまわしながら移動

耳のマッサージ

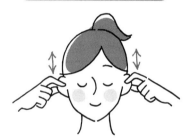

耳たぶをつまんで上下に動かす

足裏のマッサージ

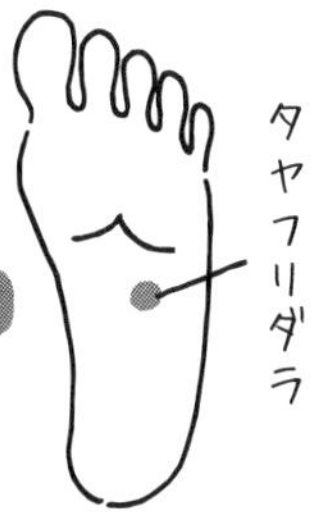

足裏の中心部分を
親指で押して刺激する

タが乱れると身体が乾燥するので、なるべくたくさんオイルを浸透させ、身体を立て直すというわけです。

日本には産後すぐにオイルマッサージをするという文化が根づいていませんが、セルフマッサージを行うことで、お母さん自身の身体をケアすることができます。

このとき使うオイルは、ヴァータの乱れを整えるハーブ、タイム、セージ、バジル、ラベンダーなどを配合したオイル、もしくは太白ごま油がおすすめです。太白ごま油は、オイルの中で唯一、骨髄まで浸透しやすいもの。肌も丈夫になり、歯や髪のケアにも非常に効果的です。太白ごま油を使用する場合は、オイルの成分を高めるために、ぜひキュアリングしてから使ってください（１４１ページ）。

夢をかなえるアーユルヴェーダ

健やかでかわいく賢い子に育てたい！

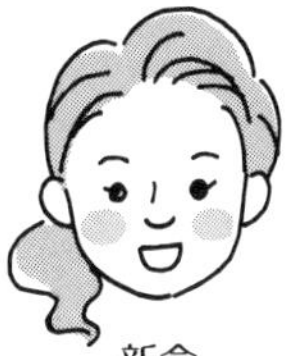
新倉

インドのことわざに「幼少期はしっかりとしつけをして、大人になったら友達のように接しなさい」というのがあります。子どもの育つ過程で対応が変わるのは、どこの国でも同じですね。

アーユルヴェーダでは、子どものドーシャを知ることで、どんな才能を持っているか、どんなしつけがよいのかなどがわかり、その子に合った導き方ができるのです。

子どものドーシャを知るには、お母さんが自分の子どものことを思い浮かべながらチェックシートに記入するというのが一番いいと思います。ただ、基本的に体質は遺伝なので、自分の体質と旦那さんの体質をかけ合わせたものと考えるとわかりやすいでしょう。

インドでは、結婚前にドーシャチェックをします。同じドーシャ同士が結婚するとマイナスの体質が強められやすいことも考えられるので、それを避けると同時に、「こういう子どもに育てたいなら、こういう人と結婚して子どもを産むのがよい」という方向性もわかります。たとえば、お母さんはカパ体質だけれど、クリエイティブな子どもを育てたいと思うなら、ヴァータタイプの旦那さんを選ぶというわけです。それでは、子どものドーシャについて紹介していきましょう。

●ヴァータの子どもの場合

体質がヴァータの子はクリエイティブな能力が高いため、絵を描いたり、バレエを習ったり、自己表現や何かをつくりだすようなクリエイティブなことをさせると、才能が伸びやすいといえます。

一方、落ち着きがなくて神経質なタイプが多く、不安症なところもあるので、「なぜ私はこうなんだろう」と子どもながらに多々悩むことがあります。親からすると、「なぜ、この子はこんなに不安定で手がかかるのかしら」と思いがちですが、それだけ人のことを考えて、場の空気を読み取ることができるということ。「いつもまわりに気を配ってえらいね」「人の気持ちをわかってあげられて優しいね」などの言葉をかけて、子どもの気持ちを親が受け止めてあげると、安心して成長することができます。

●ピッタの子どもの場合

頭の回転が速いので、計算したり、英語を習ったり、パズルをしたりという能力にたけています。頭を使うタイプの物事に取り組むと、楽しみながらその才能を伸ばすことができるでしょう。

ただ、火の質が強いため、語気も我もわりと強い子が多く、「私が、私が」と前に出ていきます。親としてはそうした姿を尊重し、もともとリーダーシップを取ることができる子なのだと理解することが大切です。チャレンジ精神も旺盛なので、「興味いっぱいでいいね。次はどんなことにチャレンジしようか」などと声をかけ、よい方向にエネルギーを発散できるよう、導いてあげてください。

●カパの子どもの場合

物事にじっくり取り組むので、大器晩成の巨匠型といえます。クリエイティブに何かに取り組んだり、エネルギッシュに動き回ったりするよりは、伝統的な習い事など、1つのことに集中させると、その才能が次第に発揮されていきます。

何事にもスローペースなので、親としては「いつもグズグズして！」と焦りを感じることも多いですが、見方を変えればとても慎重なタイプということ。思慮深いところもあるので「いろいろなことをよく考えているね」「じっくり考えてえらいね」などと声をかけてあげると、その子のペースで安心して物事に取り組むことができます。

インドの神様

立身出世の神

ブラフマー

ヒンドゥー教における最高神の1人で、宇宙の原理・創造を司ります。日本では梵天《ぼんてん》として知られており、立身出世などの御利益があるとされています。子どもが生まれたら、その子には望むように生きてほしいと願う親心。立身出世とまではいわないにせよ、幸せな人生を歩めるよう、時にはブラフマーの力を借りながら大切に育てていきたいですね。なお、本書に出てくるハーブ「ブラフミー（つぼ草）」はこのブラフマーに由来しています。

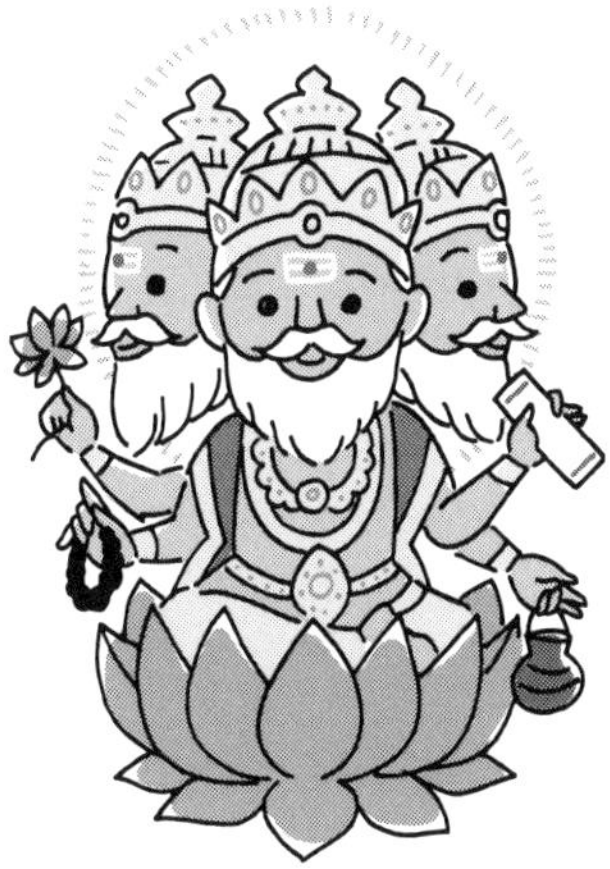

第5章

更年期編

歳をとることへの恐れを手放し、
毎日を軽やかに美しく過ごす

アーユルヴェーダ的更年期の考え方

一般に閉経時期は50歳前後といわれ、更年期はその前後10年間のことを指します。日本では更年期はつらいもの、できれば避けたいものというとらえ方が多いですが、アーユルヴェーダでは誰もが通る通過点と見なしています。一方、現代では妊娠時期の遅れや出産しない女性の増加などから、更年期が早まる（＝プレ更年期）傾向も見受けられます。プレ更年期や更年期の症状は、メンタルアーマ（心の未消化物）による影響も大きいといわれ、その人の物事のとらえ方によって、症状の重さが変わると考えられています。

ところで、欧米人と日本人では、更年期のとらえ方が大きく異なることをご存知でしょうか。欧米の女性は更年期を「面倒なものから解放された」とプラス要素としてとらえる人が多いようです。好きなときに旅行に行けるし、生理痛もなくなるわけだから、と。

また、欧米では10代後半から子どもが1人暮らしをはじめるので、母親が更年期になったときには旦那さんと2人きりの生活がはじまっており、一緒に旅行に出かけたり、趣味を楽しんだりと、第二の人生を謳歌《おうか》していることが多いのです。

一方、日本の女性は閉経をマイナス要素として考えがちです。母親の更年期と子どもの巣立ちが重なることが多く、子どもは自分を必要としなくなり、旦那さんも仕事であまり家にいない。1人だけ家に取り残されて、自分の存在価値がわからなくなってしまった……というようなとらえ方をする人が多いのです。

このように更年期をマイナスに考えるとメンタルアーマが増え、症状が重くなるといわれています。ただ、働いていたり、趣味やボランティア活動などをしたりしている人のほうが、症状は軽く済むようです。少しずつ外に目を向けて、趣味や仕事など自分の世界を持つことで、これからの日本人女性には更年期を軽やかに乗り越えてほしいと思っています。

Q31

ドーシャ別更年期の症状を教えてください

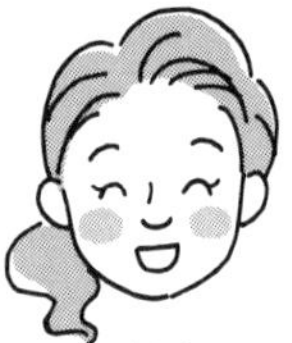

新倉

アーユルヴェーダでは、更年期は人生の1つの通過点、セカンドステージに進むためのステップととらえています。それぞれのドーシャが乱れると、どのような症状が起きやすくなるのでしょうか。まずはそこからお伝えしていきます。

●ヴァータが乱れた場合

ものすごく悲観的になったり、涙もろくなったり、躁《そう》うつ状態になったりするなど、メンタル的な症状が出やすくなります。また、便秘や冷え症、めまいなども起こしやすくなります。粘膜が乾燥するので性行為が苦痛になったり、性欲が減退したりすることもあります。

●ピッタが乱れた場合

汗が止まらなくなるホットフラッシュのほか、便秘と下痢を繰り返したり、熱感が強まることで体臭や口臭がきつくなったり、湿疹などの皮膚疾患が出やすいといえます。また、イライラが増えたり、髪の毛が抜けたり、顔面紅潮などの症状も見受けられます。

●カパが乱れた場合

コレステロール値が高くなり、高脂血症になりやすく、太りやすくなります。うつ気味になって引きこもったり、何もやる気が起きなくなったり、今まで普通にできていたことが、面倒でどうしてもできなくなったりするのも、カパの更年期症状の特徴といえます。

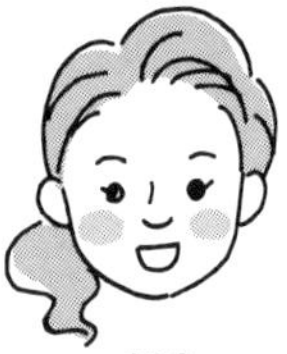

新倉

このように、どのドーシャが乱れるかによって症状の出方が変わります。ヴァータの乱れを感じる人は甘・酸・塩の食材や油分を、ピッタの乱れを感じる人は甘・苦・渋の食材を、カパの乱れを感じる人は辛・苦・渋の食材をとると、症状の緩和に役立ちます。

また、補佐的なハーブとしてシャタバリやサフラン、デーツもおすすめです。

女性ホルモンのバランスを取りたいときは、こんなドリンクも取り入れてみてください。ホットミルクにデーツを細かく刻んで入れて、サフランを少し入れます。最後に熱を冷ましてから生ハチミツ（マヌカハニーなど）を入れます。レーズンやアーモンドなどのナッツを入れてもよいでしょう。

更年期かどうか、迷ったらホルモン値とエクオール検査を

今は雑誌などでも、プレ更年期やさまざまな症状の紹介があるため、自分の症状は更年期なのか、それとも体調の乱れによる症状なのかわからない、という方も増えています。

その場合、数値化されて結果も明らかにわかる西洋医学を取り入れて、まずはホルモン値をはかります。その上で更年期症状であるとわかれば、シャタバリやサフランなどのハーブを処方して、その人に合った対処方法を行います。

婦人科などでホルモン値を計測してもらうと、自分の身体の状態が明確にわかります。その際には同時にエクオール検査を受けておくのもおすすめです。

更年期が近くなると、大豆のイソフラボンを多くとろうとして、豆乳や大豆製品をひんぱんに摂取する女性が増えますが、大豆の成分が身体に合わない人もいます。それを知らずに過剰摂取してしまうと、ほかの病気の原因になることもあるのです。

エクオール検査をすれば、大豆と自分の身体の相性がわかるので安心です。婦人科以外でも、製薬会社がエクオール検査のキットを販売しているので、利用してみるのもよいでしょう。

※エクオール検査「ソイチェック」https://karadacheck.com/soy-check-lp/

閉経前後の不調は病院で早めに検査することも必要

自己診断を過信するのは危険です。「もしかしたら更年期かも？」と思った場合、そこに重大な病気が隠れている可能性もあるので、不安なときは早めに病院で調べてもらうことも大切です。

たとえばヴァータが乱れた場合、更年期の症状にめまいがありますが、もしかしたら脳梗塞の徴候ということも考えられるからです。

女性は閉経とともに、さまざまな病気にかかりやすくなります。それまでエストロゲンという女性ホルモンが出ていたことで、体重を含め、いろいろとコントロールされていましたが、閉経とともにそれまでの身体維持機能が働きにくくなることが多くなるからです。

男性の場合、中高年に差しかかったくらいから生活習慣病をはじめ、さまざまな病気にかかりやすくなりますが、女性は閉経まではわりと元気な方が多いのです。でも、閉経するあたりから体調が変わってくるので注意しましょう。

Q32 更年期からくる気分の落ち込みを解消する方法はありますか？

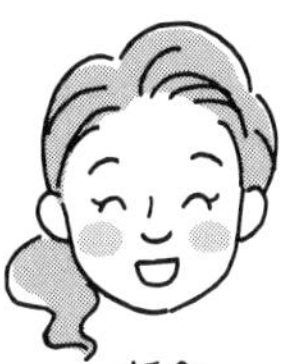
新倉

更年期はどの体質の人でもドーシャが乱れ、メンタルや体調の変化に戸惑うことが多くなります。でも、その時期に自分はどんな症状が出やすいのかを知っておくと安心です。たとえ不調が現れたとしても、ドーシャが乱れているだけと知っていれば、そこまで不安や焦りを感じずにすむからです。

ただ漠然と「何かの病気かも」「うつ病なのかも」と思っていると、さらに気持ちが沈んでしまいますが、自分の中でどのドーシャが乱れているのかわかれば、対処法もわかります。「ヴァータが乱れているから、甘・酸・塩の食事をとろう」「ピッタのバランスが悪いから、水泳に行こう」「カパが乱れているから、日帰り旅行に行ってみよう」などというように。また、ドーシャの乱れに合わせて、ハーブティーを飲むのもおすすめです。ヴァータの乱れには、ホーリーバジル、クワンソウ、サフランを、ピッタの乱れには、ターメリック、ブラフミー、ローズヒップを、カパの乱れには、モリンガ、ジンジャー、シナモンがおすすめです。このように、自分の体質や体調を理解し、対処法を知っておくことはとても大事だと考えています。

ほかに、それぞれのドーシャ（体質）別で、おすすめの運動法や趣味などもありますので、参考にしてみてください。

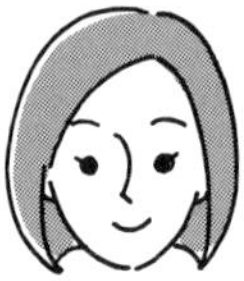

ヴァータ

◎運動法

外界からのエネルギーを取り入れるヨガや太極拳などがおすすめです。広い場所や自然の中で、ゆったりとした呼吸法で気を身体の中に入れていきましょう。

◎趣味

本来ヴァータには動き回る性質がありますが、更年期はそれを鎮めて心身を整えたいので、「静」の質の趣味を取り入れること。たとえば、1人で静かに絵を描いたり、ものづくり的なことを行ったり、読書したりするとよいでしょう。

耳から入ってくる音も影響を与えるので、うるさい音、不快な音を避けてください。環境音楽やマントラ、クリスタルボウルの音などを日常的に取り入れると、落ち着きを取り戻しやすくなります。

◎運動法

ヨガや瞑想のほか、水泳やスキューバダイビングなどがおすすめです。カッカと燃え盛るピッタの質を鎮めるために、水など冷たいものに関わる運動を取り入れてみてください。

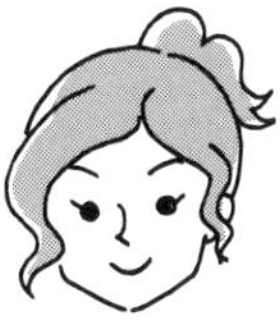

ピッタ

◎趣味

「無」になれる作業を取り入れましょう。また、木や土に触れることは、ピッタの火の質を下げるので、ガーデニング系の趣味などが適しているといえます。テラリウム（好みのガラスボトルに土や苔《こけ》や植物などを入れてつくる小さな植物園）などは気軽にはじめられるのではないでしょうか。土に触れる陶芸もおすすめです。

◎運動法

ハイキングや団体競技が適しています。カパの場合は多少激しい運動でもＯＫ。一緒にがんばる仲間をつくるなど、「今日は行きたくないな……」という怠け心に打ち勝つ環境を整えておくと、長続きさせることができるでしょう。

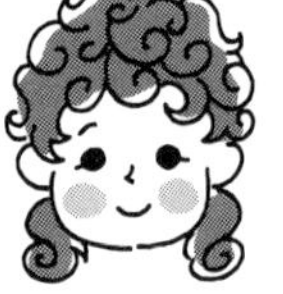

カパ

◎趣味

エネルギーが停滞し、重くなりがちなので、家から出て動くというアウトドア志向の趣味を持ちましょう。湿った質なので、太陽を浴びて心身を軽やかに乾燥させること。旅行などを趣味にできるとベスト。毎日の日課としての散歩やハイキングもおすすめです。

Q33 更年期による体重増加を防ぐ方法はありますか？

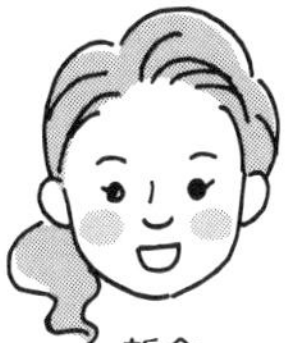

新倉

エストロゲンの減少によって代謝が悪くなるため、更年期はどうしても体重が増えやすくなります。それを防ぐには、まず消化力を上げることが大切です。

アーユルヴェーダでは消化力を上げるために、「トリカトゥ」をよく用います。これはトリ（＝３つの）カトゥ（＝辛いもの）という意味で、アーユルヴェーダの病院で処方されることもあります。

でも、日本でも家庭で簡易的につくることができます。用意するのは、生姜パウダー、ブラックペッパー、沖縄の粉末のヒハツ（長胡椒《ながこしょう》。ピパーツともいう）。ヒハツはインターネットなどで入手できます。この３つを１：１：１の割合で合わせると、トリカトゥが出来上がります。

トリカトゥは、生ハチミツのマヌカハニーに、ハチミツとトリカトゥを2：1の割合で混ぜたり、スープに入れたりして食べます。生ハチミツはオージャス（生命エネルギー）をつくる食材の1つです。これにトリカトゥを混ぜて毎朝食べると、消化力も免疫力も上がるので、更年期の体重増加予防にはおすすめです。また、食べ続けることで、花粉症などの症状を緩和するのにも役立ちます。

減量に効果的なアーユルヴェーダの知恵

このほか、体重コントロールには、ガルシャナ（49ページ）も効果的です。絹の手袋をつけて行う乾布摩擦ですが、心臓に向けて皮膚をこすっていくだけで体液や血液の流れを促進して代謝をあげることができます。乾布摩擦というと、古くからある日本発祥のものと思われがちですが、実はアーユルヴェーダから伝来したものなのです。絹は皮膚と同じアミノ酸でできているので、やればやるほど美肌になり、代謝も上がって太りにくくなります。絹の手袋は大手雑貨店などでも売っているので、ぜひ試してみてください。

もう１つの方法は、岩塩風呂。岩塩の産地はどちらでもよいのですが、発汗作用が高いので、代謝をよくしてやせやすい体質をつくるのにおすすめです。通常のバスタブに入れるとしたら20ｇを目安にするとよいでしょう。

さらに、デトックスする力が強いハーブのモリンガも、ここに加えたいと思います。これは食べたものはなるべく早く排泄するという流れをつくってくれます。それと同時に、カルシウムも多く含んでいるので、骨粗しょう症などの予防にもなります。

Q34

ホットフラッシュを改善する方法はありますか？

これはピッタがバランスを崩したときに起こる症状なので、冷たい質のものを食べるのが一番です。更年期というと、身体を温めようとする人が多いのですが、ピッタが乱れている人の場合は冷やす必要があります。

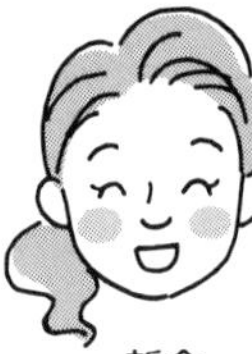

新倉

おすすめの食材は、キュウリ、冬瓜《とうがん》、ヘチマ、スイカなどウリ科で冷性のもの。ターメリックやギー、アロエヴェラ、緑茶やローズヒップティーも症状緩和に役立ちます。また、ペパーミントやラベンダーなどを加えたオイルや、キュアリングしたごま油で全身をケアしてもよいでしょう。

Q35 更年期に感じる性欲の減退には、どうつき合えばいいですか？

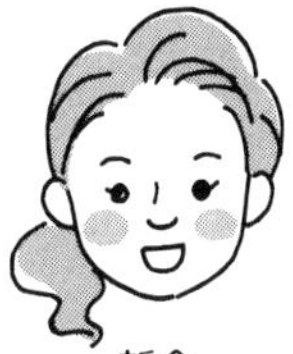

新倉

これはヴァータが乱れると起きやすい症状といえます。粘膜が乾燥してしまうため、性行為が苦痛になったり、性欲自体が減退したりするのです。

症状の緩和にはシャタバリがおすすめです。これはアスパラ科の植物の根っこで、女性ホルモンを整えるハーブ。アーユルヴェーダでは薬という感覚で使用することが多いのです。もしくは薬膳酒のような感覚で少量のお酒を取り入れて、気分を高揚させるという方法も役立つと思います。

夢をかなえるアーユルヴェーダ

人生を美しく軽やかに生きたい！

アーユルヴェーダには、恋愛、結婚、妊娠、出産といった女性の人生のポイントごとに、その時期を穏やかに心地よく、自分らしく過ごすための知恵があふれています。もちろん、女性としてのターニングポイントともいえる、更年期を健やかに過ごすヒントもたくさんあります。

更年期に起こるさまざまな不調は、卵巣機能が低下し、女性ホルモンが急激に減り、自律神経のコントロールがうまくいかなくなることが主な原因とされています。身体がホルモンの変化に慣れれば、いずれ症状はおさまりますが、この時期に不安感や喪失感を持ちすぎてしまうと、さらに心身の状態を悪くさせてしまいます。

更年期から閉経を迎えることは、女性ではなくなるというよりも、男性、女性という性別を超えて、円熟した一人の人間としての人生を送る時期を迎えるともいえるのではないでしょうか。ぜひ、更年期をプラスのイメージでとらえてもらえたらと思っています。そして、身体や心に変化が起きるこの時期は、自分の中の変化に気づきやすくなるよいチャンスでもあります。

アーユルヴェーダ的観点から、更年期の身体や心との向き合い方、症状の改善に役立つ素材の数々をご紹介しました。とくに、更年期の症状は、ドーシャごとに多様です。対処法も違ってきますので、自分のドーシャに合った対処で、穏やかに楽しく過ごしていただきたいと思います。これらを実際の生活に取り入れてみると、ご自身の健康維持だけでなく、人生を輝かせるためのヒントとしても役立てていただけるのではないかと思っています。

すでにお気づきの方もいらっしゃるかもしれませんが、アーユルヴェーダの手法というのは、日本にもあるような、昔ながらのおばあちゃんの知恵的な要素も備えています。身近な素材を生活に取り入れて、自然と心と身体が整うように導いていってくれるので、気負いなく続けられるところも魅力の１つといえるでしょう。

日本の女性たちの生き方も、多種多様になってきています。これまでは日本で更年期というと、マイナスイメージがつきまとっていましたが、最近は仕事や趣味に没頭したり、自然療法を取り入れてケアしたりしているうちに、気づいたら更年期は過ぎていたという方も増えているようです。

それと同時に大切なのは、自分自身をさらによく知り、他者への理解も深めていくこと。いくつになっても、自分や他者をよりよく知ろうという探求は、終わりがないともいえるでしょう。こうしたことを日常的に行うことで、ご自身のオージャス（生命エネルギー）が高まれば、人生の第2ステージも美しく軽やかに、あなたらしくスタートさせられるはずです。

インドの神様

無病息災・魔除けの神
ビシュヌ

ヒンドゥー教における最高神の1人で、宇宙の維持を司ります。アヴァターラ（化身）と呼ばれる10の姿に変身して地上に現れるとされ、その姿はヒンドゥー教の神様・クリシュナ、インドの叙事詩『ラーマーヤナ』の主人公・ラーマなどが有名です。魔除け、無病息災、旅の安全などのご利益があるので、心身ともに揺れ動く更年期を快適に過ごせるよう、ビシュヌを守り神にして、美しく輝く第二の人生をスタートさせましょう。

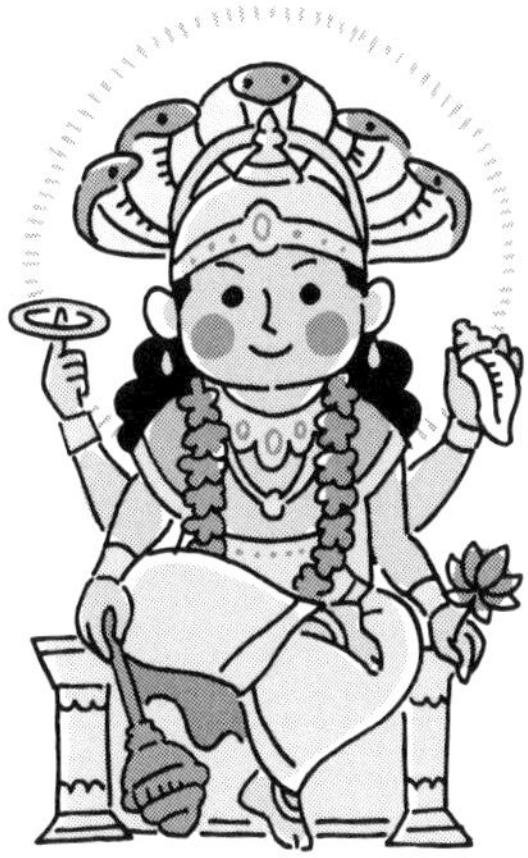

おわりに

自分と向き合い、他者を理解し、女性としての夢をかなえる実践的な方法としてのアーユルヴェーダ――いかがでしたでしょうか。

生命の科学、生きる知恵、自分が元気に「健幸」に毎日を過ごすためのツールとして、アーユルヴェーダは日々の生活の中でさまざまに活用することができます。

私自身、アーユルヴェーダと出会ったことでさらに深く自分を知ることができました。そして、他者の傾向がわかるようになったことで、格段に生きやすくなったと感じています。

現在、アーユルヴェーダビューティーカレッジやサロンなどで多くの生徒さんやお客様とご一緒させていただいています。アーユルヴェーダに興味を持ち、体験してみようと思われたみなさんのきっかけはさまざまです。

たとえば、今の自分の人生に充実感を感じず、本当の自分に合った人生を模索中のの方、身体の不調が消えないのだけれど、病院にいっても原因が見つからないでいる方。また自分の体質を知り、その体質に合った、薬に頼らない食事や生活などの自然なスタイルで、健康を維持したい方。起業を目的として、アーユルヴェーダの技術を身につけたいと考える方もいらっしゃいます。

自分の身体や心の問題、人生のあり方を、アーユルヴェーダによって解決したいと考えていらっしゃるのです。

実際に、アーユルヴェーダを体験したり、学ばれたりした方々の変化には、目を見張るものがあります。

アーユルヴェーダを生活に取り入れ、ご自身の夢をかなえていった方々からは、次のような声をいただいています。

「アーユルヴェーダを知って自分の強み弱みの傾向がわかり、自分にあった生き方、健康法もみつかり、昔より自信がつきました」

「やみくもに何でもやる性格も体質だからと、原因不明だった短所にも納得がいき、マイナスをプラスにとらえて、ビジネスや起業に活用することができました」

「アーユルヴェーダは自然療法の1つであり、薬草やスパイスを使うため、子どものお世話や介護の現場でも、安心して活用できます」

「その人の傾向というものが、パッと見た感じでもわかるようになったので、人間関係や職場関係が楽になり、生きやすくなりました」

このようにして、一人一人が自分らしい人生を花開かせていくということは、私にとっても大きな喜びとなっています。

そして、この本を手に取ってくださったあなたも、本当の自分らしさを取り戻し、常にオージャス（生命エネルギー）で満たされ、毎日をワクワクしながらこの人生を過ごせるようにと、心からお祈り申し上げます。

2018年桜の季節に

新倉亜希

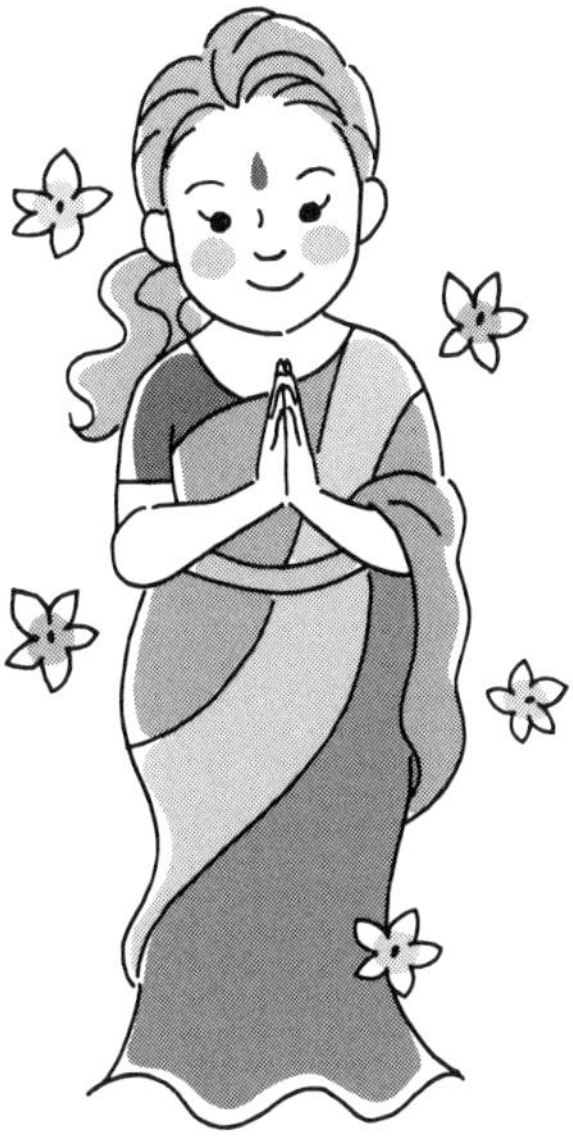

体質に合わせた
おすすめ健康食品＆美容アイテム

本書で解説されているドーシャに合わせてハーブやアロマをブレンドした、体調を整えるハーブティーやオイル、体質や体調に合わせたオーダーメイド感覚の、自分にぴったりのものが選べます。アーユルヴェーダの自然療法を、手軽にお試しいただけます。

アーユルヴェーダ体質別
ドーシャのハーブティー

ドーシャのバランスを整えるだけでなく、しっかりしたストレスケアにもなるよう、すべてにトゥルシーを配合。このハーブはホーリーバジル（聖なるバジル）とも呼ばれ、とくにストレスの解消に効果的。休息と緊張を解きほぐす「ヴァータ」、興奮を抑えてリフレッシュ効果のある「ピッタ」、やる気や活力を高める「カパ」と３タイプあるので、その時々の自分の状態に合わせて飲むことができます。本書で紹介した、各ドーシャによいハーブがブレンドされているので、手軽にとれます。

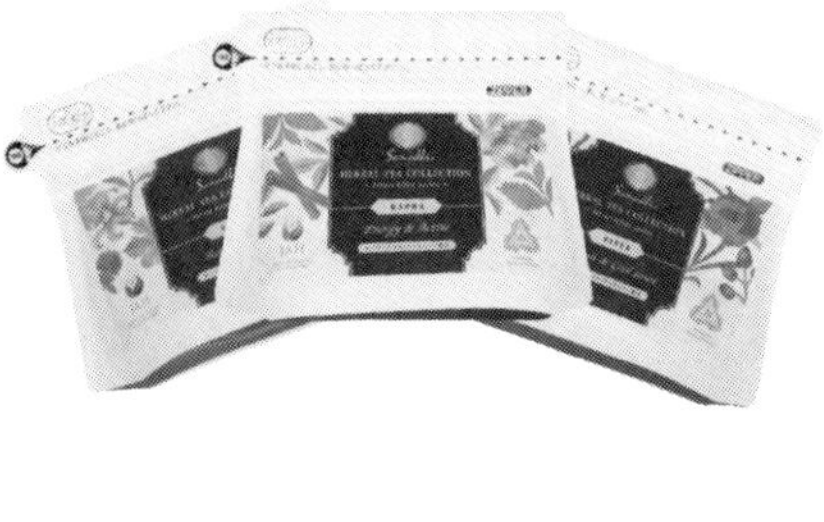

info@ayurveda-beauty-college.com
TEL 03-5701-1217

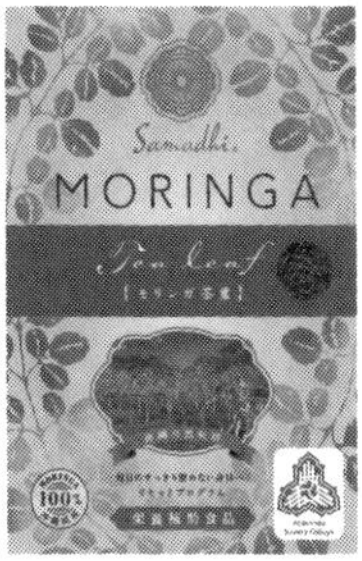

モリンガ（パウダー）

「ミラクルツリー」と呼ばれ、ダイエットにはもちろん、便秘気味の方、血圧、体脂肪、血糖値などが気になる方におすすめです。

ブラフミー｛ツボ草｝フレッシュメモリーサポート

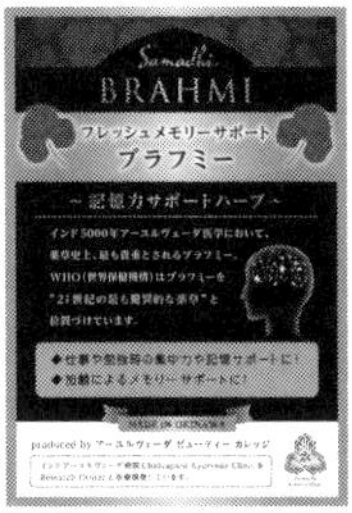

脳の神経細胞を活性化する「食べるIQ」と呼ばれるハーブ。勉強、仕事のパフォーマンスを上げたい世代、物忘れ世代の強い味方。

サマディオイル

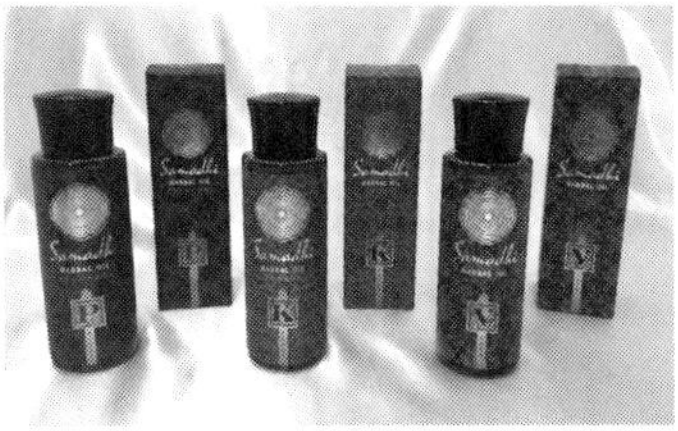

［ドライ肌用／ヴァータ］
［アンバランス肌用／ピッタ］
［オイリー肌用／カパ］

肌質に合わせた美容オイル。ヒマワリ種子油やごま油などをベースに、ヴァータはラベンダー・オレンジ、ピッタはレモングラス・西洋ハッカ、カパはローズマリー・ジュニパーなどの精油を合わせ、アロマの香りの癒しも同時に楽しめます。

お問い合わせ ◆ **アーユルヴェーダビューティーカレッジ**

著者・新倉 亜希（にいくら あき）

アーユルヴェーダビューティーカレッジ　学長
内閣府認証ＮＰＯ法人日本アーユルヴェーダ協会　理事
日本アンチエイジング＆ヘルスデザイン協会　理事長
アーユルヴェーダサロン「the villas」主宰
アーユルヴェーダハーブ研究者
ヘルスケアビジネスコンサルタント
アメリカの金融機関で勤務中にメニエール病で倒れ、
生活スタイルの改善のためにアーユルヴェーダに出会う。
自然療法による体調改善に感銘を受け、本格的に学ぶために、
インド医療法人 Chakrapani Ayurveda Clinic & Research center にて
アーユルヴェーダ医師に師事し、修行したのち、
アーユルヴェーダヘルスコンサルタントとしてのライセンスを取得する。
現在は当該病院と日本で唯一の医療提携校として、
本格的なアーユルヴェーダセラピストの育成にあたる。
また沖縄県に血液検査とともにアーユルヴェーダを受けられる
自然療法クリニック、アーユルヴェーダ薬草を育てる
２つの農園を経営、自社薬草を使用した
アーユルヴェーダプロダクツの開発・販売、
またアーユルヴェーダ宿泊型リトリートセンターを設立。
和ハーブや和食を活用するなど、
日本人に合った和のアーユルヴェーダの普及活動をしている。

協　　力◆岡田光津子
イラスト◆佐藤末摘
デザイン◆石井香里

恋愛・結婚・妊活の超強力引き寄せ術！

夢をかなえる アーユルヴェーダ

2018年5月10日　初版第1刷発行

著　者　　新倉亜希
発行者　　東口敏郎
発行所　　株式会社 BABジャパン
〒151-0073 東京都渋谷区笹塚 1-30-11　4・5F
TEL　03-3469-0135　　FAX　03-3469-0162
URL　http://www.bab.co.jp/
E-mail　shop@bab.co.jp
郵便振替　00140-7-116767
印刷・製本　中央精版印刷株式会社

ISBN978-4-8142-0127-3 C2077

BOOK Collection

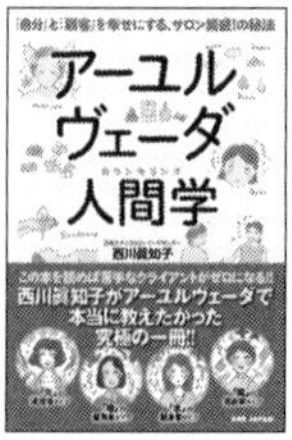

アーユルヴェーダ人間学

「自分」と「顧客」を幸せにする、サロン繁盛!の秘法

インド5000年の伝統医学であり、別名「人間の取扱説明書」ともいえるアーユルヴェーダ。この本では、アーユルヴェーダが得意とする、タイプ別“人の見方”“接し方”“ケア法”をプロがカウンセリングで使えるレベルで紹介。「身体と心の法則」(気質や体質、今の心の状態)を診断し、人間関係やカウンセリングにすぐに役立ててもらえる一冊です。

●西川眞知子 著　●四六判　●202頁　●本体1,400円+税

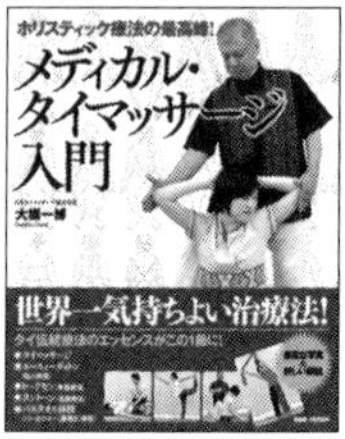

ホリスティック療法の最高峰!

メディカル・タイマッサージ入門

タイでは、体調が悪くなると病院より伝統療法を求める人も多い。本書では、頭痛、腰痛、肩こり、生理痛、胃痛、腹部の不快感、冷え、むくみ、捻挫、膝痛、肥満、無気力など、様々な症状に有効なタイマッサージはもちろんのこと、ルースィーダットン（仙人体操）、トークセン（木槌療法）、ヌントーン（温熱療法）、バスタオル体操（パーカウマー〔腰巻き〕体操）など、そのほかのタイの伝統療法についてもわかりやすくご紹介します!

●大槻一博 著　●AB判　●200頁　●本体2,500円+税

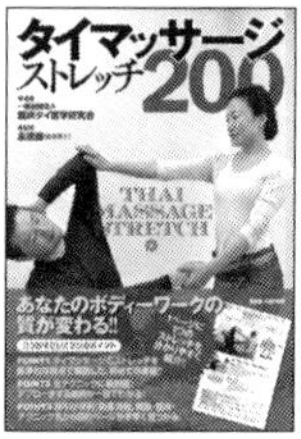

タイマッサージ・ストレッチ200

効果効能、 関節 ・ 筋肉 ・ テクニック名から目的ページが手早く見つかる便利な索引付き！　全テクニックに、 アプローチする筋肉が一目でわかる解剖図を掲載し、 1ページに1つのストレッチを分かりやすく紹介！　タイマッサージにあるストレッチを医学的な視点で解説した初めての書籍です。 すべてのボディーワーカー必携の一冊です。

●一般社団法人臨床タイ医学研究会 著／永田晟 監修　●B5判　●296頁
●本体2,800円+税

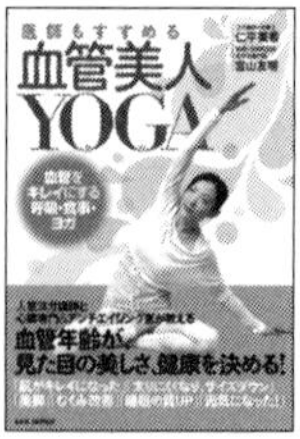

血管美人 YOGA

～血管をキレイにする呼吸・食事・ヨガ～

人気ヨガ講師&栄養士の仁平美香と、心臓専門＆アンチエイジング医が教える、究極のエイジレスワーク「血管美人 YOGA」。自律神経と血管年齢の関係や、血管をキレイにする呼吸法や食事、生活術を分かりやすく解説。1日5分からOK!の、血流と巡りを良くする血管美人になるための優しいヨガやセルフケアワークを多数紹介しています。

●仁平美香、宮山友明 著　●A5判　●164頁　●本体1,300円+税

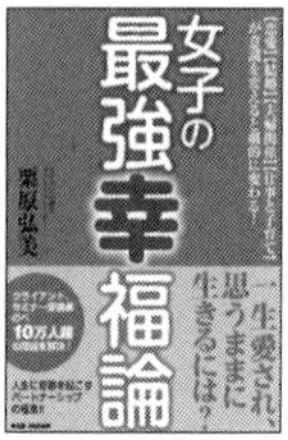

【恋愛】【結婚】【夫婦関係】【仕事と子育て】が意識を変えると劇的に変わる!

女子の最強幸福論

「人生を思いきり楽しんで、最高の幸福を得る術をお伝えします」 カウンセリングを誌上で再現! 悩める女子たちが輝き出す!! 太陽のように明るいあなたをイメージしてみてください。過去や年齢、世間体にとらわれず100%自由になったら、もっと自分自身を輝かせることができるでしょう。それがあなたの女性としての、本来の姿です。

●栗原弘美 著　●四六判　●256頁　●本体1,400円+税

BOOK Collection

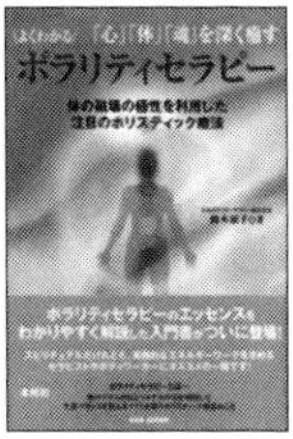

「心」「体」「魂」を深く癒す」

よくわかるポラリティセラピー

ポラリティセラピーは、体の磁場の極性（プラスの気とマイナスの気）を利用して生体バランスを整えるアメリカ発のホリスティック療法。内容：ドクター・ストーンの生涯と理念／ポラリティ実践で心がけたい5つの要素「空・風・火・水・地」の特徴について／５つのエレメントと人間関係／他

●鈴木涼子 著　●四六判　●180頁　●本体1,500円+税

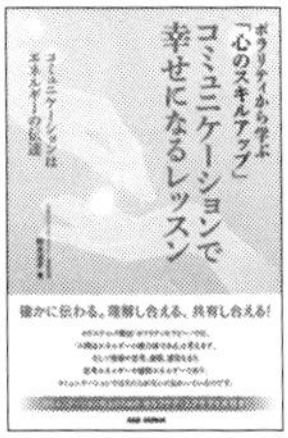

ポラリティから学ぶ　「心のスキルアップ」

コミュニケーションで幸せになるレッスン

確かに伝わる。理解し合える、共有し会える!　「人間はエネルギーの複合体である」と考えるポラリティでは、「コミュニケーションもまたエネルギーが作り出している事象である」と考えます。コミュニケーションでは、感情エネルギーや思考エネルギーが互いに伝わっているのです。

●鈴木涼子 著　●四六判　●248頁　●本体1,600円+税

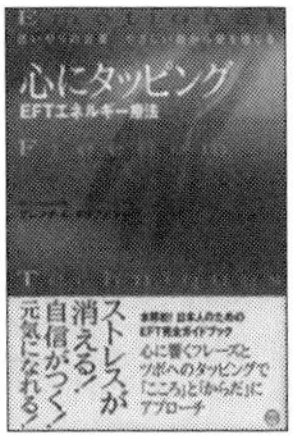

思いやりの言葉　やさしい指から愛を感じる

心にタッピング　EFT エネルギー療法

本書は、EFT の生みの親であるゲアリー·クレーグ氏の意思を受け継ぎ、日本を「ふるさと」と考える著者が日本人のために綴った EFT ガイドブックです。小学生が読んでもわかりやすい文章、具体的なフレーズと豊富な体験談を交え、優しく丁寧に導いていきます。

●ブレンダ・E・ダランパン 著　●四六判　●152頁　●本体1,600円+税

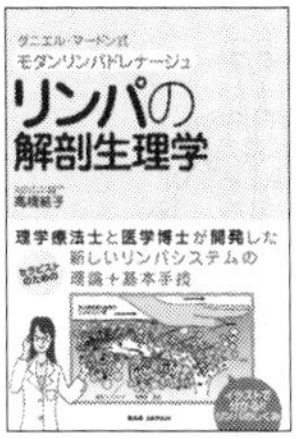

ダニエル・マードン式モダンリンパドレナージュ

リンパの解剖生理学

リンパドレナージュは、 医学や解剖生理の裏付けがある科学的なメソッドです。正しい知識を持って行ってこそ安全に高い効果を発揮できます。本書は、セラピストが施術の際に活かせるように、 リンパのしくみを分かりやすく紹介。 ふんだんなイラストともに、 新しいリンパシステムの理論と基本手技を解説しています。

●高橋結子 著　●A5判　●204頁　●本体1,600円+税

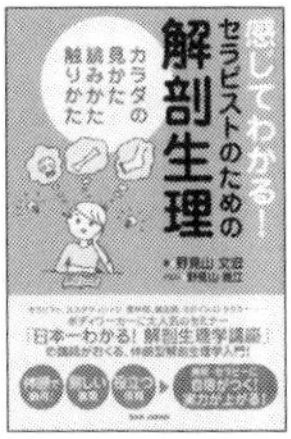

感じてわかる！セラピストのための解剖生理

「カラダの見かた、読みかた、触りかた」 カラダという、不思議と未知が溢れた世界。 本書はそんな世界を旅するための、サポート役であり、方位磁石です。そして、旅をするのは、あなた自身！　自らのカラダを動かしたり、触ったりしながら、未知なるカラダワンダーランドを探求していきましょう！　セラピスト、エステティシャンなど様々なボディワーカーに大人気のセミナー講師の体感型解剖生理学入門。

●野見山文宏 著／野見山雅江 イラスト ●四六判 ●180頁
●本体1,500円+税

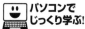